JN268802

IPT
Interpersonal Psychotherapy

水島広子
Hiroko Mizushima

対人関係療法でなおす

トラウマ・PTSD

問題と障害の正しい理解から対処法、接し方のポイントまで

創元社

シリーズによせて

対人関係療法を専門にして、さまざまな病気を持つ多くの患者さんの回復に立ち会わせていただいてきました。これらの年月を振り返って実感していることは、対人関係療法とは、その医学的な治療効果が実証されているのみならず、患者さん、ご家族、そして治療者までもが「人間を好きになる」治療法だということです。

対人関係療法は、対人関係のストレスを解決する治療法であると同時に、対人関係の力を利用して病気を治す治療法でもあります。現代の日本には、まさに対人関係療法が有効だと思える領域がたくさんあります。そして、対人関係療法を通して、人と人とのつながりを育てていくことが、病気の治療を超えた意味を持つ時代になっていると思います。

目下、対人関係療法を行うことのできる治療者の養成を急速に進めておりますが、まだまだどこででも受けられる治療法ではありません。幸い、対人関係療法の考え方はとてもシンプルです。対人関係療法を受けられない患者さんや周囲の方にも、そのエッセンスに触れていただき、少しでも役立てていただければ——そんな願いのもとで立ち上げられたこのシリーズ、本書はその第五弾となります。

トラウマと対人関係には深い関連があります。本書では、トラウマの発生に対人関係がどう影響するのか、どのような対人関係がトラウマを悪化させ長引かせるのか、トラウマの症状が対人関係にどれほど影響を与え現在の生活の質を下げるのか、ということも見ていきながら、トラウマ関連の病気（ＰＴＳＤ、うつ病など）に対する対人関係療法の考え方を紹介していきます。対人関係療法のみならず、トラウマそのものに対する理解も深めていただけると思います。

このシリーズでは、現代に生きる私たちが抱える心の病やストレスを一つひとつ取り上げて、対人関係療法的な視点から見直し、回復への道筋を分かち合いたいと思っております。皆さまのお役に立つことを心から祈っております。

水島広子

装画　勝山英幸
装丁・本文デザイン　長井究衡

対人関係療法でなおす　トラウマ・PTSD　目次

第6章　トラウマを「役割の変化」として考える

対人関係療法でなおす　トラウマ・ＰＴＳＤ

●はじめに——トラウマについて多くの方に知っていただきたい理由

「トラウマ（心的外傷）」という言葉は、今や日常用語になってきました。全く精神科とは縁のない人でも、日常生活の中で、「私には○○トラウマがあって」などと話しているのをよく聞きます。心の傷など存在も認められなかったころとは異なり、それが市民権をえたことは喜ばしいのですが、そもそもトラウマとは何か、トラウマの結果何が起こるのか、どう対処するのがもっとも適切なのか、ということについては決して正確に理解されているわけではありません。臨床の場で「この患者さんにはトラウマがあって、それによる症状が起こっています」と説明しても、ご家族から「心の傷なんて誰にでもあるのではないでしょうか」「トラウマなどと言うから、ますますそんな気になるのではないでしょうか」「ちょっと傷ついたくらいのことで甘えていたら暮らしていけないのではないでしょうか」と言われることもあります。誰もが経験するふつうの「傷つき」と、症状まで引き起こすトラウマとの違いがよく理解されていないのだと思います。

トラウマについて、詳しくは本文で述べていきますが、簡単に言えば、「対処できないほどの衝撃を受けたときにできる心の傷」をトラウマと呼びます。「対処できない」結果として、心身は大きくバランスを崩します。その一つの結果が、病気です。トラウマによって引き起こされる病気には、PTSD*、うつ病、摂食障害などさまざまなものがあります。その代表格とも言えるものがPTSDですが、本当は治療が必要なPTSDという病気になっているのに、それに気づいていない人もかなりいます。「いつまでも気にしすぎている」と自分を責めている人もいますし、本当はトラウマ症状であるものを「自分が弱い証拠」「自分が社会性に欠ける人間だという証拠」と受け止めて絶望している人も少なくないのです。

うつ病や摂食障害などの場合には、病気になっているということくらいはわかるかもしれませんが、それがトラウマに関連したものだとはなかなか気づかないことも多く、「治りが悪い」ということになってしまいます。また、病名はうつ病や摂食障害であっても、トラウマに特徴的な症状がいろいろと出てきます。それらの症状は対人関係面に現れることが多いのですが、それが一見「単なる不適切な行動」「人間としての未熟さ」「性格的な問題」などに見えることも多く、周りの人も本人も、トラウマとの関連を考えてみることもなく、お互いを責め合ったりして深刻な不和が生じていることもあります。その不和が、次なるトラウマ体験となって本人をさらに傷つける場合すらあるのです。

トラウマについて正しい知識を持っておくことはとても重要です。なぜかと言うと、治療をしなければ人生の質が決定的に下がってしまうほどのダメージであるにもかかわらず、気づかれずにいるケースがとても多いからです。他の病気と比べて気づかれにくい理由には主に二つあります。

＊ posttraumatic stress disorder: 心的外傷後ストレス障害

第一に、思い出すことも怖い体験であるため、患者さん本人の中に「思い出さないようにする作用」が働きます。患者さん本人も、自分にトラウマがあるということを自覚していないことはあんがい多いものです。すべてを忘れてしまっていることもありますし、部分的にしか覚えていないこともあれば、「たいしたことではなく、とっくに乗り越えているべきこと」と思っている場合もあります。無意識のうちに、トラウマを思い出させるような刺激を避けているということもあります。いずれのケースでも、トラウマそのものは消化されないまま存在しているので、さまざまな症状が起こってきます。意識としては忘れていても、身体は覚えているのであって、忘れてしまえば影響がなくなるというわけではないところがトラウマの難しさです。

第二に、人に打ち明けにくいということがあります。話すこと自体が「思い出すこと」になるので怖い、ということもありますし、あまりにも特別な体験であるため、人に話してもわかってもらえないだろうと思うことも少なくありません。特に、他人によって傷つけられたというトラウマ（対人トラウマ）の場合、他人が信用できない状態になっていますので、打ち明けることを危険と感じることが多いのです。

このように、トラウマそのものが自分にとっても他人にとっても認識されにくい特徴を持っていますので、埋もれたトラウマが症状となってさまざまな問題を引き起こしていても、それがトラウマによるものだということがなかなか気づかれず、改善の見こみのない、絶望的な悪循環に陥《おちい》る、ということもまれではないのです。

したがって、「トラウマ症状にはどんな特徴があるか」ということを知っておくだけでも、大きな意味があります。自分の中で、あるいは相手との間で起こっている問題に同様の特徴があれば、「もしかしたら何らかのトラウマがあるのかもしれない」という見方をすることができるでしょう。トラウマそのものは、本人が思い出せないこともあり、具体的にはわからないかもしれませんが、「何らかのトラウマによる症状としてこのような言動をするのだ」ということだけでも理解できれば、現在の対人関係の質はぐっと上がるでしょう。

そして、現在の対人関係の質が上がると、トラウマについての受け止め方も変わってくることが多いものです。そもそもトラウマは過去に起こった体験によって起こっているもので、過去を変えられない以上、トラウマと折り合うということはその「受け止め方」を変えることによってしかありえません。治療の中には、認知行動療法のように、トラウマ体験そのものに焦点をあてて、その「受け止め方」を変えようとするものもありますが、対人関係療法は、トラウマそのものではなく、トラウマの影響を受けた現在の対人関係に焦点をあてて、現在の生活の質を上げることによって、結果としてトラウマの受け止め方も変わる、という方向性を持つ治療法です。

本書では、対人関係療法の切り口から、トラウマと対人関係について考えていきたいと思います。対人関係療法は、うつ病に対してはすでに効果が確立された治療法ですが、ＰＴＳＤに対する対人関係療法は、まだその適用の歴史が浅い段階です。しかし、小規模なパイロット研究のデータからはかなり有望な所見が示されていますし、現在、より大規模な比較研究が米国で進行中です。

対人関係療法は、トラウマそのものに焦点をあてる治療法が怖くて耐えられないと感じる人のための選択肢としても注目されていますし、対人関係面に現れるトラウマ症状のために、治療者との関係がうまく作れず、治療から脱落してしまいがちな人にも役に立つと考えられています。また、トラウマ体験そのものの記憶が苦しいという以上に、現在の「生きづらさ」が一番の苦しみだと感じている人にとっては、最適な治療焦点となるでしょう。

治療法としての対人関係療法に関心がある方のみならず、トラウマが対人関係にどういう影響を与えるのか、どのようにすればトラウマと対人関係の悪循環から脱し、対人関係の力をむしろ回復に活用していけるのか、また、人生で出会うさまざまな衝撃的なできごとから自分の心を守っていくにはどうしたらよいか、ということに関心のある方にも本書が役立つことを願っています。

【凡例】
本文中に記される〔文献〕については、186ページに一覧を示した

第1章 トラウマとは何か

私たちは衝撃をどう乗り越えるか

対処することができないほど大きな衝撃を受けたときにできる心の傷のことを「トラウマ（心的外傷）」と言います。「対処することができないほど大きな衝撃」と書いたのは、私たちは通常、小さな衝撃に対してはそのつど対処しながら暮らしているからです。私たちの心身には、自己防御システムがいろいろな形で備わっています。通常はそのシステムを使い、生活の中のさまざまなできごとに適応しながら暮らしているのです。

たとえば、何かでショックを受けた場合、そのことをしばらくくよくよと考えてみたり、気分転換に何かをしてみたり、早く寝てしまったり、親しい人にぐちを言って聞いてもらったり、というやり方でそれを乗り越えている人が多いでしょう。

これらには、それぞれ、衝撃を乗り越えるうえでの意味があります。たとえば、「くよくよと考える」ということは、できごとを繰り返し思い出すことによって、その記憶に慣れるという作用があります。最初の衝撃は大きくても、何度も思い出しているうちに、慣れが進み、それほど強い感情を喚起しなくなってくるのです。* あるいは、繰り返し思い出しているうちに、いろいろな角度からそのできごとを見ることができるようになってきて、「それほどたいしたことではなかったのかもしれない」と気づいてくる場合もあります。ここでは、できごとの受け止め方の修正が起こっているということになります。

「気分転換に何かをしてみる」というのは、「ふだんの自分を思い出す」という効果があります。ショックに巻きこまれてバランスを崩してしまっているところから、ふだんの自分の感覚を取り戻すことによって、態勢を立て直すことができるのです。

「早く寝てしまう」というのも、自分の中の健康な部分を取り戻す役に立ちます。よく眠って、体力も取り戻し、すっきりした頭で目覚めることができれば、対処能力が増して感じるものです。また、一晩寝てみることによって、記憶の修正効果も期待できます。前日よりも元気な状態で振り返ってみれば、違った側面も見えて、「それほどたいしたことではなかったのかもしれない」という気持ちになりやすいものです。

「親しい人にぐちを言って聞いてもらう」というのも、ショックから立ち直るうえではとても強力なものです。こんなにひどい目に遭《あ》った、ということを話して、「それは大変だったね」などと優しくしてもらえれば、それだけで傷が癒されてしまう人も多いでしょう。自分の体験を人に話すと

＊心理学的には「馴化（じゅんか）」と呼ばれる。ある刺激を繰り返し与えているうちに、反応が徐々に見られなくなっていくこと

いうのは、「記憶に向き合い、慣れる」という作用もありますし、それ以上に、現在の自分を受け入れてもらっていることを実感する効果があります。

ショックに直面したときには、そのこと自体の衝撃もさることながら、「自分」というものにも目が向きます。「なぜ自分はこんな結果を引き起こしてしまったのだろうか」「なぜ自分はこの事態を防げなかったのだろうか」「人は、自業自得だと思っているのではないだろうか」「自分という人間は永遠に損なわれてしまったのではないだろうか」「どうしてこのくらいのことを乗り越えられないのだろうか」「そもそも自分にはもとから問題があったのではないだろうか」「自分の人生はもともとうまくいっていなかったのではないだろうか」など、いろいろな感じ方が出てきます。「自分」がグラグラしてしまうと、ますます態勢を立て直しにくくなります。

そんなときに身近な人から「大変な目に遭ったね（=あなたが悪いわけではなく、ただ運が悪かっただけ）」「これはショックだよね（=同じ目に遭ったら誰もが同じように反応するだろう）」「何かできることがあったら言ってね。話ならいつでも聞くよ（=私たちの関係性は変わらないし、あなたは一人ぼっちではない）」と言ってもらえることは大きな安心につながっていきますし、身近な人が自分を気にかけて支えてくれているという感覚は力になります。具体的に何かをしてもらわなくても、ただ温かく聞いてもらうだけでもかなりの効果があるものです。

「いつものやり方」が使えなくなるとき＝トラウマ

日常生活上の小さな衝撃であれば、以上のような「いつものやり方」で乗り越えていくことができます。態勢を立て直し、自分がもともと持っている力（人の力を借りることも含めて）を使えるようになれば、たいていの変化は乗り越えることができるものです。そしてそれは単に「衝撃を乗り越える」という意味を超えて、人間としての成長につながっていくものです。

ところが、あまりにも大きな衝撃を体験してしまうと、「いつものやり方」が使えなくなってしまいます。衝撃に圧倒されてしまって「いつものやり方」を使うことなど思いもつかない、ということもあります。思い出すのも怖いため「くよくよ考える」「人に話す」などということを避けてしまう場合もあります。あまりにも大きな衝撃を受けると、気分転換は事実上できなくなりますし、眠れなくなることが多いですから「寝てしまう」という手も使いにくくなります。それでもがんばって人に話してみた、という場合でも、相手にとってもそれが想像を絶する体験である場合、相手も「誰でもショックを受けることはあるよね」などとおちついて聞くことができないことが多く、場合によっては相手の態度や言葉によってさらに傷ついてしまい「話さなければよかった」と思うことも少なくありません。

このように、大きな衝撃になると「いつものやり方」が使えなくなってしまうので、衝撃を乗り越える道が絶たれてしまう、ということになります。実は、衝撃の大小を問わず、それを乗り越える道は同じなのですが、衝撃が小さければ「いつものやり方」によってその「道」を見つけることが容易にできるのに対して、衝撃が大きすぎると、その道を見つけられなくなってしまいます。すると、完全に道に迷ったようなことになってしまうのです。この状態が「トラウマ」と呼ばれるものです。

イメージとしては、人生の道を日々歩いていたところ、突然足下が地割れして叩き落とされてしまった、という感じに近いと思います。落ちた痛みもありますし、突然の落下であるため最初は何が起こったのかもわからないでしょう。あたりを見回してみると、全く見知らぬ光景が広がっていて、どこを歩いたらよいのかもわかりません。そして何と言っても、どこを歩いたら二度と地割れに遭わずにすむのかがわからず、また歩き始めたら落ちるのではないか、という恐怖で一杯になるのです。

トラウマから回復するということは、再び安全に歩ける道を見出して、「ここを歩いていけば自分は大丈夫」と思えるようになる、ということです。そして治療もそのために行われます。

そのようなトラウマにつながった体験を本書では「トラウマ体験」と呼んでいきます。

健康に生きていくために必要な「自分、身近な人、世界への信頼感」

「いつものやり方」で対処することも含めて、私たちが健康に暮らしていくためには「まあ、何とかなるだろう」という感覚が必要です。

実は私たちはこれから先に何が起こるかを全く知らないですし、もしかすると次の瞬間に何か怖ろしいことが起こるのかもしれませんが、ふつうに暮らしているときにはそのようなことはほとんど意識していません。意識してしまったら、おちついて暮らしていくこともできなくなります。

これから先に何が起こるかを全く知らないのに、なぜおちついて暮らしていられるのかというと、その基本に「まあ、何とかなるだろう」という感覚があるからです。それは、「自分、身近な人、世界への信頼感」と言うこともできます。「まあ、自分は何とかできるだろう」（自分への信頼感）、「まあ、身近な人が助けてくれるだろう」（身近な人への信頼感）、「まあ、今までも大丈夫だったのだから、これからもたいしたことは起こらないだろう」（世界への信頼感）、という感覚が、私たちの日常生活を可能にしているのです。

衝撃を受けると、この「自分、身近な人、世界への信頼感」が一時的に揺らぎます。「まあ、何とかなるだろう」という感覚が失われるので、「これからどうなるのだろう」「自分は大丈夫なのだろうか」と不安になったり、「もう絶対無理だ」「事態が改善することなどありえない」などと圧倒されてしまったりするのです。

先ほどお話ししたように、衝撃の度合いが小さければ、そこから「いつものやり方」で態勢を立て直していくことができます。慣れたり、自分の受け止め方を見直したりしていくことは、「起こったこと」の相対的重要度を下げて、「世界への信頼感」を取り戻すことにつながります。自分の力を思い出したり、自分の現状を受け入れたりすることは、「自分への信頼感」の回復につながります。また、人から受け入れてもらったり支えてもらったりすることは、「身近な人への信頼感」を回復するとともに、人から受け入れられ支えてもらえる自分への信頼感にもつながります。

こうして「自分、身近な人、世界への信頼感」を取り戻すと、「まあ、何とかなるだろう」という感覚も回復して、またふつうに生きていくことができるようになるのです。

しかし、衝撃が強すぎると、「いつものやり方」で態勢を立て直すことができず、信頼感が失われたところに留まってしまいます。自分の感じ方も、自分の力も信じられなくなります。衝撃の内容によっては、身近な人も信じられなくなります。世界がとても危険なところに思われ、また次の瞬間に何かが起こるかも知れない、と警戒するようになります。この状態が維持されているということが、「トラウマ」の本質です。もちろんトラウマ体験の性質によって、その警戒領域が人生全般に及ぶのか特定のテーマに限局されるのかはさまざまですが、基本的な構造は同じです。

「トラウマ」というと、まるで消せない傷がついているかのような印象を持つ人がいるかもしれませんが、そのような固定的なものではなく、「自分、身近な人、世界への信頼感」から離断されてしまった状態だと考えると実用的です。つまり、回復は可能で、それは信頼感へのつながりを取り戻すということであり、トラウマの性質によっては一生続くプロセスになりますが、常に前進していくものなのです。

トラウマにつながりやすいできごとの特徴

トラウマが「対処することができないほど大きな衝撃を受けたとき」に生じるものであるということは、できごとそのものの強度と、「対処可能なものか」という観点から見た因子の両方が結果に関わってきます。

できごとそのものが怖ろしい、残虐なものであれば、それ自体がトラウマを作る大きな要因となります。受け取る側がどんな人であっても、あまりにも残虐なことは「対処することができないほど大きな衝撃」になるからです。

「対処可能か」という観点からは、そのできごとが予測不能であったことがトラウマを作る大きな要因となります。予測できることであれば、物心ともに準備することができますが、あまりにも無防備なときに衝撃的なできごとが起これば、もちろんそれは「対処することができないほど大きな衝撃」になりやすいものです。

「自分でコントロールすることが不可能であった」ということも、トラウマを作りやすい要因として知られています。自分でコントロールすることは一つの「対処」ですから、もちろんそれができない、ただただ衝撃を受けるしかない、ということであれば、やはり無防備であり、「対処することができないほど大きな衝撃」につながります。

その他、「その結果について自分にも何かしらの責任があったように感じられること」もトラウマに関連した特徴です。対処する側である自分に何らかの非があったと感じてしまうと、できごとによる衝撃に加えて、「自分がだめだった」という衝撃も受けますから、衝撃がそれだけ増して、対処不能なことになってしまいます。

以上の「対処することができないほど大きな衝撃」につながる特徴は、いずれも、「自分、身近な人、世界への信頼感」を脅《おびや》かしてトラウマを作ります。

できごとの怖ろしさは、「こんなに怖ろしいことが起こるなんて、何という世界だろう」と、「世界への信頼感」をそのまま脅かすものです。また、予測不能性も、「世界への信頼感」を損ないます。世界が、規則正しく予測可能な範囲で進んでいくのであれば、私たちは「まあ、しばらくは大丈夫だろう」「まあ、この条件を守っていれば大丈夫だろう」と信頼することができますが、あまりにも怖ろしいことがあまりにも突然に起こると、次にいつ起こるかわからない、と常に警戒していなければならないことになります。

自分にはコントロール不能であったということは、「対処できなかった自分」を責めて「自分への信頼感」を失うことにもつながりますし、コントロール不能なことが起こるという意味では「世界への信頼感」を損ねます。

その結果について自分に何らかの責任があるという感じ方は、そのまま「自分への信頼感」を損ねます。トラウマが維持されている人は、繰り返し自分を責めていることが一つの特徴です。客観的に見れば本人に何の責任もないような状況であっても、それはよく見られることであり、トラウマのときにいかに「自分への信頼感」が失われているかを象徴することであるとも言えます。

なお、トラウマにつながるできごとには、自然災害や事故、犯罪などの他、身近な人による裏切りや虐待などもあります。裏切りや虐待は、目に見える暴力をともなわないものであっても、それが本人にとって対処できないほどの衝撃をもたらせば、トラウマにつながります。その他、ストーキングされる、脅迫されるなど、実際に何かが起こったわけでなくても身の危険を感じさせるような場合もトラウマにつながります。自分自身の身に起こることだけでなく、自分の家族など親しい人の身に同様のことが起こる、という場合にも「対処することができないほど大きな衝撃」となり、トラウマにつながります。

対人トラウマ

一般に、人によってもたらされたトラウマを「対人トラウマ」と呼びます。対人トラウマは、自然災害や交通事故、たまたま巻きこまれた犯罪などとは異なる特徴を持ちます。特に、身近な人から受けたトラウマは、より深刻な意味を持ちます。

トラウマ体験が自然災害などの場合には、主に失われるのは「世界への信頼感」です。この世界ではいつ何が起こるかわからない、という不安がその主体となり、それにきちんと対応できるだろうか、という意味では「自分への信頼感」にも影響があります。特に災害対策を怠っていたというようなときには「自分への信頼感」も大きく揺らぐでしょう。

このような場合、「身近な人への信頼感」は、そのものが大きくダメージを受けるわけではありません。もちろん、自分のトラウマと関連する症状を理解してもらえないという〝ずれ〟はあり、身近な対人関係は損なわれることが多いのですが（第4章で後述）、他人が自分の信頼を裏切ったというわけではないのです。

一方、身近な人によるトラウマの場合には、事態はより深刻になります。子ども虐待などの場合には、「逃げ場がない」という構造も大きな問題なのですが、身近な人によるトラウマの場合、その最大の問題は「信頼していた人から裏切られた」ということだと思います。

たとえば、治安の悪いところを歩いていてひったくりに遭うのと、心から信頼していた人から性被害に遭うのとでは、意味づけがかなり変わってくるものです。もちろんひったくりに遭うことそのものは暴力的な怖い体験ですし、それからも外を歩くときには苦しみが続くでしょう。しかし、そこにある大きな救いは、「治安の悪いところは避けよう」「危ないところに行くときは、信頼できる人について行ってもらおう」という対処法を考えられることです。

一方、心から信頼していた人から性被害に遭う、という体験をしてしまうと、どうやって人を信じたらよいのかがすっかりわからなくなってしまいます。それまでは自分なりに「こういう人は信じられる」という基準（家族、親戚、小さいころから知っている人、社会的な地位がしっかりしている人……など）を持っていたのですが、それが根底から崩れてしまったわけですから、新たな安全のルールを見出すのは簡単なことではありません。とりあえずは、「誰も信じられない」という感覚の中、ルールがわからないまま、相手の顔色からできるだけ安全を読むという形で暮らすしかなくなりますが、それはとても苦しい人生です。どんなににこにこしていても人はいつ豹変するかわからない、そして、自分の力でそれをコントロールすることはできない、という状況が、どれほどの緊張感と負担を強いるか、わかると思います。

このように「他人への信頼感」が根底から損なわれるのが身近な人によるトラウマなのですが、さらに深刻なのは、「自分への信頼感」へのダメージです。身近な人によるトラウマの場合、それがあまりにも異常なことであるため、自分側にも非があったのではないかと感じることがとても多いのです。たとえば虐待された子どもに典型的な感じ方は、自分が悪いから親が怒るのだというものので、「うまくできない」自分にいつも罪悪感を持って育つことになります。この感じ方は、加害者である親が「お前はどうしてうまくできないのだ」というメッセージを出している場合に加速されます。性的虐待の場合も、自分が誘ったのではないか、自分側に相手をその気にさせる何かがあったのではないか、と思ってしまう人が多いのです。この場合も、加害者が同様のメッセージを出している場合が多いですし、やっとの思いで打ち明けた大人がそういう目で見てくるということもあります。

トラウマ体験の発生のみではなく、その結果として自分が損なわれたという感覚も強いため、さらに「自分への信頼感」はダメージを受けます。性的虐待に遭った人は自分が「汚れている」と感じることが多いですし、その話を他人に打ち明けることで、他人に毒が伝わるかのように感じてしまう人もいます。自分が永遠に損なわれてしまったという感覚は、このようなときの症状として表れるものであり、「自分への信頼感」を根底から奪うものになります。

「他人への信頼感」と「自分への信頼感」は表裏一体という部分もあります。自分が働きかけることで相手が変わってくれる、というコントロール感覚は、「他人への信頼感」にも「自分への信頼感」にもつながります。虐待やDV*のように、予測不可能で、相手の機嫌のみが指標となるような暴力は、この基本的な信頼感を根底から破壊するものであり、他人も自分も信じられないということになってしまいます。

このような対人トラウマからの回復は、新たな安全のルールを見出すという長いプロセスを必要とします。

どういう人がトラウマを受けやすいか

トラウマが「対処することができないほど大きな衝撃」によって生じるものである以上、対処する側である本人の状態によってもその結果が変わってきます。

PTSDという病気そのものについては次章で述べますが、PTSDはトラウマの結果生じる病気の一つです。どんな人でも衝撃的なできごとの強度・期間・近接度に応じてPTSDを発症しや

＊domestic violence: ドメスティック・バイオレンス

すくなるのですが、同じできごとを体験してもＰＴＳＤを発症する人としない人がいます*。

解析結果からは、衝撃的なできごとのあとにＰＴＳＤを発症するかどうかを予測する最大の要因は、身近な人による支え**の有無であることが示されています***〔文献１〕〔文献２〕。生活上のストレスとトラウマの深刻さはそれに次ぐ予測因子になっていますが、身近な人による支えの有無がそれら以上にＰＴＳＤの発症に関わるというのは注目に価します。

身近な人による支えの有無というテーマには、「親しい人がいるか」という物理的な側面もありますが、関係性という「質」も大きな関わりがあります。物理的に身近なところに人がいるだけでなく、その人から支えてもらうような関係性を持てているか、ということが重要なのです。

身近な人による支えをえるためには、人を信頼し関係を作る能力が求められます。しかし、そのような能力は、いろいろな要因によって妨げられてしまいます。たとえば、すでに別の病気（社交不安障害など）になっていて、その症状として他人と関わるのが難しくなっているようであれば、トラウマ体験後にも人の支えはえられにくくなるでしょう。

また、生育環境の影響で、信頼にもとづく対人関係を築くことが難しいという人もいます。前述したような、身近な人からトラウマを受けたという場合はその典型例ですが、それ以外にも、家庭内の緊張が高かったり、親の不安が強すぎて甘えたり頼ったりすることができなかった、などという場合にも、やはり人を信頼して関係を作る能力は育ちにくくなります。

また、身近な人たちが不規則で予測できない動きをする場合にも、「対人関係のルール」がわか

＊女性は男性の２倍の頻度でＰＴＳＤを発症することが示されている
＊＊ソーシャルサポート
＊＊＊症状としては、トラウマ体験前後の「解離」（44 ページ）が重要な予測因子であると言われている

らなくなってしまい、安心できる対人関係が築けない、ということになってしまいます。たとえば、あるときにはほめられたことで別のときには叱られるとか、何かが急に決められてその理由が全くわからない、というような環境がそれにあたります。そういった環境でも、「なぜ」と聞くことができて、きちんと答えてもらえる場合には問題は少ないのですが、「なぜ」と聞くためにもある程度の安心感が必要ですので、実際には難しいことが多いのです。

そのほか、ＰＴＳＤの発症のしやすさについては、もともとのパーソナリティや家族のうつ病など、生物学的な要素も関わると言われています。しかし、予測因子を解析した結果からは、これらはやはり身近な人による支えの有無よりも関連度の順位が低いのです。ですから、ある程度ＰＴＳＤになりやすい素質を持っていたとしても、それ自体が決定的だというわけではなく、トラウマ体験後の対人関係に注目する意味はとても大きいと言えます。

ところが、トラウマ体験後には、さまざまな理由（第３章参照）により、ふだんよりも人からの支えを受けにくくなってしまいます。ですから、トラウマについて十分な知識を持つことによって、身近な人の力を活用するという視点を意識することが必要なのです。本書を通して、それを見ていきたいと思います。

なお、トラウマ患者さんの中には、「もっとひどい体験をしているけれども病気になっていない人もいるのに、自分は人間として弱いのではないか」と思ったり、「自分はたいした体験をしていないのだから、これはトラウマとは呼ばないのではないか」と思ったりする人が少なくありません。

しかし、ここで見てきたように、トラウマ体験の影響を決めるのは、できごとそのものの衝撃度だけではなく、それを受け取る側の因子（もともと対人関係の中で安定しているか）、そして、トラウマ体験後の経過（トラウマ体験をひとりで抱えなければならなかったか）が大きな影響を与えることになります。そして、データからはトラウマ体験後に味方がいたかどうかがもっとも大きな影響を与えるということがわかっているのです。単にできごとのひどさを比較することには全く意味がなく、「その人はどのようにそのできごとを体験したか」ということが考慮すべきもっとも大切なことだと言えます。

第2章　ＰＴＳＤという病

ＰＴＳＤについて見ていく前に　――トラウマ体験を持つすべての方へ

ＰＴＳＤという病名は、阪神淡路大震災のときに日本でも知られるようになり、その後、地下鉄サリン事件、ニューヨーク・テロ事件などでも取り上げられたので、一般の方でもその病名を耳にすることが多くなったと思います。

ＰＴＳＤは、トラウマ体験をしたときにしか起こらない病気ですので、トラウマの結果として起こる病気の中でも代表格のものです。一般に、「トラウマ関連の病気」として多くの人の頭にまず浮かぶのはＰＴＳＤだと思います。しかし、トラウマの結果起こる病気がＰＴＳＤだけかというと、そんなことはなく、うつ病になる人もいますし、摂食障害や社交不安障害、さらにその他の病気になる人もいます。ＰＴＳＤは、トラウマの結果起こる病気の一つにすぎません。

また、現在のＰＴＳＤの診断基準は、かなり幅が狭いものです。そもそも現在の基準は、主に、戦闘体験やレイプの研究にもとづいて米国で作られたもので、あらゆるトラウマ体験を網羅するものではありません。ほとんどPTSDと変わらない状態になるけれどもPTSDの診断基準を正確には満たさない、という人もたくさんいます。たとえば、PTSD症状がすべて揃っているけれども、そのきっかけとなったものが客観的に見て「命に関わるほどのもの」ではない、という場合は、現在の診断基準ではPTSDとは診断されません。しかし、その実態はPTSDとほぼ変わらない、という場合もあります。

別のタイプとしては、虐待などによるトラウマがあります。これは、トラウマ体験が、逃げられない状況で反復する、という意味で大変深刻なものです。そのような人たちには、PTSDの症状も出ますが、それだけでは説明しきれない独特の症状が出てきます。現在PTSDとして定義されているものは、主に、命に関わるような怖ろしい体験を一回した、というような状況を想定していますが、長期にわたって反復したトラウマ体験の場合に共通して出現する病態を「複雑性PTSD」として独立した診断基準にしようとする試みも続けられています（42ページ参照）。

これからPTSDについて見ていきますが、以上のような理由から、明らかにトラウマ体験をしていても、必ずしもPTSDの診断基準にぴったりあてはまるという人ばかりではないと思います。PTSDの症状を部分的に持っている人もいるでしょうし、トラウマ体験が「客観的に見て命に関わるほどのもの」ではないけれども、自分の感じ方としてはそれと同等で、PTSD症状がフルに出ている、というような人もいるでしょう。あるいは、トラウマ体験をしたけれども、病気としてはうつ病や摂食障害と診断されている、という人もいると思います。それでも、トラウマがどのような症状につながるのか、ということを理解するために、PTSDの症状を見ていくことにはとても意味がありますので、一つひとつ見ていきたいと思います。本章の目的を、PTSDの診断をつけることではなく、トラウマ症状について理解すること、としていただければわかりやすいと思います。トラウマ症状は、診断が何であれ、トラウマ体験の性質がどうであれ、トラウマを持つ人には何らかの形で現れるものだからです。

PTSDの症状

PTSDは診断名としては歴史が長いものではなく、主にベトナム戦争帰還兵の研究などにもとづいて作られ、一九八〇年に出版されたアメリカ精神医学会の診断基準DSM-Ⅲで初めて紹介されたものです。

最新のアメリカ精神医学会の診断基準DSM-Ⅳ-TR〔文献3〕によると、PTSDという診断をつけるには、まず、次の条件に合うトラウマ体験をしていることが必要です（太字の引用部分は一般向けに著者が一部改変しています）。

次の（1）（2）をともに満たすトラウマ的なできごとにさらされたことがある。

（1）実際に命に関わるようなできごと（または重傷を負うようなできごと）、あるいは、自分または他

人の身体の保全に迫る危険を、自らが体験したか、目撃したか、直面した。

（2）その人の反応は、強い恐怖、無力感、戦慄に関するものである。*

つまり、かなりの強度を持つトラウマ体験をしており、それに対して恐怖と「自分にはどうすることもできない」という無力感をもって反応した、というような特徴がPTSDの診断の前提として必要です。

それほどの強度ではないこと（たとえば、配偶者が家を出ること、解雇されること）に反応して症状が出ている場合には、「適応障害」として診断されることになります。現在の診断基準では、いじめなどの体験についても、それがどれほど生命を脅かすような性質のものか、という観点から見て、PTSDの診断を下すかどうかを決めることになります。

PTSDの症状として見られるものは、主に三つのグループに分けられます。

✣再体験症状――トラウマ体験が再体験され続けている

（PTSDと診断されるためには、次の（1）～（3）のうち一つ以上が存在することが必要）

（1）できごとが、繰り返し、意図しないときに、苦痛をともなって想起される**（想起の形には、イメージ、思考、においなどの知覚がある）。

（2）できごとについての苦痛な夢の繰り返し***

*子どもの場合はむしろ、まとまりのない、あるいは興奮した行動によって表現されることがある
**小さな子どもの場合、トラウマの主題や側面を表現する遊びを繰り返すことがある
***子どもの場合は、はっきりとした内容のない怖ろしい夢であることがある

(3) トラウマ的なできごとが再び起こっているかのように行動したり、感じたりする*(今まさにそのできごとが起こっているかのような感覚、錯覚、幻覚が起こったりする。あるいは、現在いるところから意識が離れてしまい、もっぱらその体験の中に入ってしまう)。

(4) トラウマ的なできごとの何らかの側面を象徴していたり類似していたりするきっかけ(自分の感覚であることも、外的な何らかのものであることもある)によって起こる強い心理的苦痛。

(5) トラウマ的なできごとの何らかの側面を象徴していたり類似していたりするきっかけ(自分の感覚であることも、外的な何らかのものであることもある)によって起こる、身体の反応。

「再体験症状」はトラウマ体験に特有のもので、他のタイプの病気には見られないものです。この症状の苦痛は、それ自体の激しさもありますが、それが、「望んでいないときに勝手に現れてくる」という侵入性も本当に怖いものです。自分が意図していないときに、突然、トラウマ体験の現場に引き戻される、という体験になってしまうのです。トラウマ体験を思い出すという形でなくても、においなどの感覚だけ再現されたり、身体の反応だけが再現されたり、ということもあります。

特に強烈なのは「解離性フラッシュバック」と呼ばれる症状です。これはただ「思い出す」というレベルを超えて、今まさに体験している、という状態になるものです。現実に今いるところからは意識が離れてしまい、周りから話しかけても反応せずに過去のトラウマを再体験して恐怖に圧倒されている、というようなこともあります。

*小さな子どもの場合、トラウマに特異的なことの再演が行われることがある

夢は、トラウマ体験そのものの夢であることもありますし、同様のテーマで状況が違う夢という場合もあります。

✤回避・麻痺症状――トラウマと関連した刺激の持続的回避と全般的な反応性の麻痺（トラウマ以前には存在していなかったもののみ）

（ＰＴＳＤと診断されるためには、次の（1）～（7）のうち三つ以上が存在することが必要）

（1）トラウマと関連した思考、感情、または会話を回避しようと努力している。
（2）トラウマを想起させる活動、場所、または人物を避けようと努力している。
（3）トラウマの重要な側面を思い出すことができない。
（4）重要な活動への関心または参加の著しい減退。
（5）他の人から孤立している、または疎遠になっているという感覚。
（6）感情の範囲の縮小（例：愛の感情を持つことができない）。
（7）未来が短縮した感覚（例：仕事、結婚、子ども、または正常な寿命を期待しない）。

「回避・麻痺症状」の問題は、それ自体の苦痛というよりも、生活が大きく制限されることにあります。苦痛を引き起こしそうな場面を避けるわけですから、直接の苦痛は避けられるのですが、結果として活動の幅が狭くなります。また、感情の幅も狭まってしまい、人間らしさや、生き生きとした生活が失われてしまいます。全体に「いつもぼうっとしている」という感じになる人も多いものです。活動の幅が狭くなる結果、仕事などの重要な活動ができなくなる人もいますし、仕事は何とか続けられても、趣味など楽しみのための活動は回避されるということも多いです。

感情の幅が狭くなる結果として、自らのトラウマについても感情をこめずに淡々と語るようになる人もいますので、一見、それが及ぼしている影響の大きさがわかりにくいこともあります。また、トラウマ体験そのものをよく覚えていない、という人もいます。「はじめに」でも述べましたが、覚えていなければ問題がないというわけではなく、「覚えていないこと」そのものがれっきとしたトラウマ症状の一つであり、その人がトラウマの影響下にあることを示す証拠です。

「未来が短縮する感覚」というのは、PTSDに特有の症状で、自殺したいという気持ちとは別の、「自分が長く生きることはとても想像できない」という予感のようなものです。たとえば、「自分は四〇歳までには絶対に死ぬと思う」という確信として語られることもあります。

なお、「回避・麻痺症状」と次に述べる「覚醒亢進症状」はいずれもトラウマ以前には存在していなかったものを言います。トラウマ以前から回避傾向があったという場合には、うつ病や社交不安障害など、他の病気を考える必要があります。

✤覚醒亢進症状——トラウマ以前には存在していなかった持続的な覚醒亢進症状

(PTSDと診断されるためには、次の(1)〜(5)のうち二つ以上が存在することが必要)

（1）不眠（寝つきが悪い、眠りが浅い）
（2）苛立たしさまたは怒りの爆発
（3）集中困難
（4）過度の警戒心
（5）過剰な驚愕反応

「覚醒亢進症状*」は、常にピリピリしているような状態のことですが、眠れないなど身体がピリピリしているだけでなく、他人に対してもピリピリしているので、ちょっとしたことにイライラしたり怒ったりしてしまいます。たいした刺激でなくてもものすごく驚く、などということも起こります。

◆　◆　◆

ＰＴＳＤとして診断されるためには、「再体験症状」「回避・麻痺症状」「覚醒亢進症状」がいずれも一ヵ月以上続いており、その人に著しい苦痛をもたらしているか、生活上大きな支障をきたしていることが必要です。

本書で焦点をあてていくのは、対人関係に直接影響を与える「回避・麻痺症状」と「覚醒亢進症状」が中心になります。ＰＴＳＤの症状としてよく知られているのはフラッシュバックなどの「再

＊覚醒度の亢進は、脈拍、筋電図、汗腺活動など自律機能検査で測ることもできる

体験症状」ですし、それはたしかにトラウマに特徴的なものなのですが、「再体験症状」がおさまってきたあとでも患者さんが長期にわたって苦しむのは「回避・麻痺症状」や「覚醒亢進症状」が現在の生活に与える影響である場合も多いのです。また、トラウマをよく覚えていないという人の場合、「再体験症状」はむしろ目立たず、理由のわからない「回避・麻痺症状」や「覚醒亢進症状」に悩んでいるということもあります。

なお、症状の持続が一ヵ月未満のうちは「急性ストレス障害（ＡＳＤ*）」という診断になります。ＡＳＤの場合にはＰＴＳＤと同様の症状の他、ぼうっとした感じ、現実感のなさ、自分が自分でない感じ、トラウマ体験の重要な部分を思い出せない、などの「解離症状」が三つ以上、トラウマ体験中あるいはその後に見られることが診断に必要です（解離症状について詳しくは44ページ参照）。

ＡＳＤとＰＴＳＤは全く別の病気というわけではなく、症状が一ヵ月以上続いた時点で、診断はＡＳＤからＰＴＳＤへと変更されます。

なお、重症例や慢性例では、幻聴や妄想が見られることもあります。幻聴や妄想があるということで統合失調症ではないかと考えられているケースであっても、実際には重度のＰＴＳＤである場合があります。

＊ acute stress disorder

PTSDの発症と経過

衝撃的なできごとの直後にPTSD様の症状が生じることはごく一般的なことですが、ほとんどの場合、それらの症状の強度や頻度は時間経過とともにに自然に減少していきます（これらの症状の意味については第3章で述べます）。症状が一ヵ月以上持続して重大な苦痛や機能障害を起こしている場合にはPTSDと診断されます。

米国の調査〔文献4〕では、人口の60％は、一生のうちに少なくとも一度はトラウマとなりうるできごとに遭遇するけれど、PTSDを発症する人は約8％であることが報告されています。* PTSDからの自然な回復の多くは最初の数ヵ月以内に起こり、** トラウマとなったできごとのあとで一年間PTSD症状が持続している場合には、治療を受けずに症状が寛解《かんかい》する見こみは少ないとされています。

これらのデータからわかることは、PTSDは、心が大きな傷を負ったときにはふつうに起こる症状であり、それ自体が病的なものではないけれども、「なぜ自然に回復しないのか」というところに病気としての本質があると言えます。そして、有効な治療法として知られているものは、いずれも、「何が自然な回復を妨げているのか」というところに注目して行われています（第5章）。

なお、衝撃的なできごとのあと六ヵ月をすぎて症状が初めて現れてくる人もいて、そのような人たちを「発症遅延」と呼びます。

*抑留者や大量虐殺生還者など、危険性が高い環境にいた人は、高率にPTSDを発症する
**3ヵ月以内の持続のものを「急性PTSD」、3ヵ月以上持続するものを「慢性PTSD」と呼ぶ

ＰＴＳＤの症状は時の経過の中で悪化したり軽快したりしながら続くこともありますが、もとものトラウマを思い出させるもの、生活上のストレス要因、または新たなトラウマ体験に反応して症状が再発することもあります。

「複雑性PTSD」

前述しましたが、現在のＤＳＭ-Ⅳ-ＴＲのＰＴＳＤの診断基準は、主に戦闘体験やレイプによるトラウマの研究にもとづいて作られているため、すべてのトラウマ反応を代表しているわけではありません。

トラウマの中でも軽視できない深刻なものとして、家庭内で起こる虐待などによるものがあります。このタイプのトラウマ体験は、逃げられない場所において一方的な力関係のもと長期にわたって繰り返されるところに特徴があります。トラウマ体験をした人は、二度とそのような体験をしたくないと思うものですし、心身に起こるトラウマ反応は二度と傷つかないようにするための防御反応であるとも言えるのですが（52ページ参照）、そのようなトラウマ体験が日常的に繰り返されてしまうところが虐待などの問題の深刻な点です。

トラウマ研究の第一人者であるハーマン〔文献5〕は、そのような長期におよぶ虐待的環境で生じる病態を「複雑性ＰＴＳＤ」と呼ぶことを提案しています。

そのようなときに起こる症状は、通常のＰＴＳＤ症状だけでなく、次のようなものが見られます。全体に、「自分、身近な人、世界への信頼感」がとても広い範囲で、深刻に損なわれた結果だと考えていただけるとわかりやすいと思います。あらゆる領域に危険があるような気がして、誰を信じたらよいかわからず、自分自身のことも全く信じられない、というような状況下で起こってくる症状です。

❖感情コントロールの障害

通常よりも低いレベルの刺激で、通常よりも激しい感情的反応が起こり、元のレベルに戻るのに時間がかかる、という傾向が見られます。強い怒りはよく見られる感情で、「容易に、強く、長く怒る」という形をとります。端《はた》から見ると「些細なことでひどく怒り出し、抑えることができない」というふうに見えることも少なくありません。これは、「覚醒亢進症状」がより対人関係全般にしみ渡ったもの、と言うこともできます。

その他、怒りを感じることを怖れたり、怒りを適切に表現することが難しかったり、という人もいます。怒りを怖れる結果、人と親しくなったり自分の気持ちを打ち明けたりすることを避けてしまう人も少なくありません。また、感じた怒りを適切に表現できず、自分の中に抱えこんでしまう人もいます。そのことが、自傷行為や過食などにつながる場合もあります。

感情コントロールが難しい人の中には、感情が高まると後述する「解離」を一過性に起こす人もいます。

✜自己破壊的・衝動的行動

リストカットなどの自傷行為や、明らかに自分が損失を被るような行動を衝動的にとったりします。特に性的トラウマのある人は、性的逸脱行為に至ることもあります。

一般に、自傷行為は、「自分を傷つけるため」というよりも、このあとに述べる「解離」を起こすためのきっかけ作りとして行われることが多いものです。たとえばリストカットをすることも、「痛みを感じたいから」ではなく、「ぼうっとして心の痛みを忘れたいから」という理由であることのほうが多く、圧倒的な苦しい感情からつかの間逃れるための試みであると言えます。ですから、「自分を傷つけるのはやめなさい」と言っても全く説得力はなく、「苦しみをわかってくれない」と感じられてしまうのです。

✜解離症状

解離というのは、さまざまなレベルで意識の連続性・統合性が絶たれる状態を言います。「自分を外から見ている感じ」「現実感がない」「ぼうっとしている」というようなものから、「よく覚えていない」「全く記憶にない」というもの、そして、いわゆる「多重人格*」まで、さまざまな形があります。

*正確には、解離性同一性障害と呼ばれる。心を守るために、意識を部分的に切り離す、というのがその本質。「別人格になる」というのは、苦しい記憶を持つある人格を意識から切り離しているということであり、本当に別の人になるわけではない

解離症状は、もともとは自己防御的な意味のあるもので、あまりにも苦しい状況に耐えられず、しかも、物理的に逃げ出すこともできないときに、「精神的にその場から逃げる」という目的を持った症状です。苦しい状況から逃げられない、でもその場にそれ以上留まったら頭がおかしくなってしまう、というような状況では、よくできた防御反応だと言えます。

虐待など、トラウマ体験が長期にわたって繰り返し起こっている場合には、解離をするのが「上手」になってきます。苦しみを感じるとすぐに解離するようになり、やがてほとんど自動的に解離するようになってきます。

そのような状況下での解離は一種の自己防御能力と言えますが、危険がない日常生活でもストレスを感じるとすぐに解離するようになると、生活に支障をきたし、「症状」となります。たとえば習慣的に万引きを繰り返している人の中には、それが解離下で起こっておりコントロールできない、というケースもあります。

✜身体愁訴

さまざまな形で身体の不調を感じる人も少なくありません。検査をしてもたいした異常が見つからない、という人の中には、隠されたトラウマを持つ人もいます。頭痛をはじめとする身体のあちこちの慢性的な痛み、吐き気、めまい、不眠などいろいろな症状が起こってきます。

そのほかにも、次のような症状があげられています。

・無力感
・恥
・絶望あるいは希望のなさ
・永久に傷を受けたという感じ
・それまでもち続けていた信念の喪失
・敵意
・社会的引きこもり
・常に脅迫され続けているという感じ
・対人関係の障害
・その人の以前のパーソナリティ特徴からの変化

「複雑性ＰＴＳＤ」は、現在のアメリカ精神医学会の診断基準（ＤＳＭ－Ⅳ－ＴＲ）では独立した診断基準とはなっておらず、ここにあげたような症状は「ＰＴＳＤに関連した症状」として位置づけられている状態ですが、今後何らかの形で独立した診断基準となる可能性が高いです。

なお、反復するトラウマを経験した人は、慢性的なうつを呈することでも知られています。ＰＴＳＤ症状よりもうつの症状の方が目立つ人も少なくなく、「治りにくいうつ病」と言われている人たちの中にはトラウマを背景とした人たちも珍しくありません。

複雑性PTSDと境界性パーソナリティ障害

トラウマに関連する病気として境界性パーソナリティ障害*が知られています。境界性パーソナリティ障害の人は、子ども時代に虐待を受けていることがとても多いのです。

境界性パーソナリティ障害は、成人して間もないころまでに始まるもので、アメリカ精神医学会の診断基準DSM-Ⅳ-TRによると次の九つの診断基準のうち五つ以上を満たすことが必要です。

1. 現実に、または想像の中で見捨てられることを避けようとするなりふりかまわない努力
2. 理想化とこき下ろしの両極端を揺れ動くことによって特徴づけられる、不安定で激しい対人関係様式
3. 同一性障害：著明で持続的な不安定な自己像または自己感
4. 自己を傷つける可能性のある衝動性で、少なくとも二つの領域にわたるもの（例：浪費、性行為、物質乱用、無謀な運転、むちゃ食い）
5. 自殺の行動、そぶり、脅し、または自傷行為の繰り返し（これらの行動は1や4には含めない）
6. 顕著な気分反応性による感情不安定性（例：通常は二～三時間持続し、二～三日以上持続することはまれな、エピソード的に起こる強い不快気分、いらだたしさ、または不安）

* borderline personality disorder

7．慢性的な空虚感
8．不適切で激しい怒り、または怒りの制御の困難（例：しばしばかんしゃくを起こす、いつも怒っている、とっくみ合いのけんかを繰り返す）
9．一過性のストレス関連性の妄想性観念または重篤な解離性症状

これらの症状は、複雑性ＰＴＳＤにとても似ています。境界性パーソナリティ障害とは実は複雑性ＰＴＳＤなのではないかと言っている研究者もいます。今のところその結論は出ていませんし、それほど単純な話ではないだろうとも言われていますが、興味深い視点です。境界性パーソナリティ障害にしても、複雑性ＰＴＳＤにしても、これからもっと研究が必要な領域なので、今後さらに診断基準が整理されていく可能性は高いです。

境界性パーソナリティ障害の人の治療においてはまず感情のコントロールを優先させるべきで、トラウマを扱うのはそのあとのほうが安全だ、ということが治療ガイドラインで述べられています。しかし、複雑性ＰＴＳＤも境界性パーソナリティ障害も対人関係面に現れる症状は似ていますし、境界性パーソナリティ障害と診断されていて自らのトラウマ体験を自覚している人は、本書がある程度役に立つと思います。実際に私の臨床経験では、境界性パーソナリティ障害と診断されてきた人に、ＰＴＳＤとして対人関係療法を行うと、患者さんの理解も進み、治療がとてもスムーズになることも少なくありません。

子どものトラウマ

子どものトラウマは、大人のトラウマとは違う形で現れることもあります。どちらかと言うと、大人よりも「トラウマ」ということがわかりにくいと思います。

トラウマにつながるような事件や事故を体験した直後に、いかにも「トラウマを受けた」というふうに見える子どもはそれほど多くないものです。むしろけろっとして見えることも多く、「しっかりしている」などと評価されていることもあります。実際には子どもは大人よりもトラウマを受けやすいことが知られています。「自分、身近な人、世界への信頼感」を支える経験が少ないということも関係しているでしょう。けろりとしていたから大丈夫そうだ、と簡単に決めつけずに、子どもならではの症状の出方に注意をする必要があります。適切に対処すれば、子どもは回復も早いことが知られています。

子どものＰＴＳＤの場合も、大人と同様の「再体験症状」「回避・麻痺症状」「覚醒亢進症状」の構造は同じですが、現れ方は少々違うことがあります。たとえば再体験症状である夢は、はっきりとした内容のない怖ろしい夢である場合もあります。また、トラウマの再演が、反復する遊びという形で起こることがあります。たとえば、激しい自動車事故にあった子どもが、おもちゃの自動車を使って衝突を繰り返し再現し続ける、などというようにです。子どもはそれが自分のトラウマを反映しているとは自覚していないことが一般的です。

子どもの罪悪感は、大人の場合よりもさらに飛躍していることが少なくなく、「自分が昨日歯を磨かなかったからこんなことになったのだ」などと全く関係のない形で自分を責めていることもあります。

子どもの場合、短縮した未来の感覚は、「大人になるには人生があまりにも短すぎる」という確信として表れることもあります。また、自分には未来の不吉なできごとを予見する能力があると信じこんでいる子どももいます。

小さな子どもの場合には、いろいろな気持ちを認識したり言葉で表現したりすることができないので、症状が行動の変化として現れることが一般的です。たとえば、学校での様子が変わります。おちついて授業を受けられなくなったり、勉強に集中できなくなったり、成績が下がったりします。感情コントロールの障害は、すぐにけんかをするようになる、いじめをするようになる、反抗的になる、という形でも現れます。

覚醒亢進症状である不眠は子どもにもよく見られます。それは「眠れない」という形をとることもありますし、夜中に突然目を覚ますこともあります。ひどい寝ぼけを起こすこともあります。その他、胃痛や頭痛などの身体症状も起きやすいものです。

「赤ちゃん返り」もよく見られる現象です。赤ちゃん返りをすることで、少し余裕を作り、「自分、身近な人、世界への信頼感」を無意識のうちにたしかめているのでしょう。

子どもの場合にも、大人と同じように、安心できる環境を提供したり、話を聴いて肯定したり、本人が希望することをやってあげたりすることによって、「自分、身近な人、世界への信頼感」がとり戻されていきます。本書の内容も役に立つと思います。また、特に子どもの場合には、発達を考慮する必要があります。人間は、「自分、身近な人、世界への信頼感」がある程度ないと、正常な発達課題にとりくむことができなくなってしまいますので、特に注意が必要です。

PTSDと併存しやすい病気

ＰＴＳＤの人は、うつ病、物質関連障害（アルコール依存や薬物依存）、パニック障害、強迫性障害、全般性不安障害、社交不安障害*、双極性障害などを併存することが多いことで知られています。因果関係は研究データとしては明らかにされていませんが、よく見られるケースとしては、ＰＴＳＤの人が苦痛を避けるためにアルコールに依存したり、対人トラウマの結果としてＰＴＳＤと社交不安障害をともに発症したりすることがあります。あるいは、すでに社交不安障害になっている人が、トラウマ体験を一人で引き受けてしまう結果としてＰＴＳＤを発症するということもあります（29ページ参照）。双極性障害の場合には、強制的に治療を受けさせられる体験や、症状の結果として巻きこまれることの多いトラブルがトラウマを招くこともあれば、双極性障害と診断されること自体がトラウマになるという側面も指摘されています。

＊人からネガティブな評価を受けることを怖れて、人とのやりとりや人前でのふるまいを過剰に意識してしまい、強い苦痛や対人関係の回避につながる病気

第3章　トラウマの自然回復を妨げるもの

PTSD症状の意味

前章で見たPTSD症状は、それ自体が病的なわけではありません。PTSD症状は、トラウマ体験をした直後には多くの人に見られるものですが、それらにはむしろ生体防御的な意味がありますす。そもそもPTSDの症状は、危険な状況を生き延びるために心身に起こる適応反応だと考えることができるのです。

自分が傷つけられた、次にまたいつ傷つけられるかわからない、というときには、生き物である私たちは当然自分を危険から守ることに集中します。これは身体に備わった反応であり、頭で意識的に考えてのことではありません。危険な状況の中で「これ以上敵に傷つけられないようにする」ということに集中すれば、当然、PTSDのような反応が起こってきます。全体にピリピリした状態になり、警戒態勢を維持します。眠りこんでしまったり何かに没頭してしまったりすると、いつ敵にやられるかわからないので、不眠になったり集中困難になったりします。危ない場所にも近づかないし、人に心を許すこともやめます。敵にやられずに生き延びることに全てのエネルギーを使うことになるのです。

再体験症状ですら、危険を忘れないという意味では生体防御的と考えることもできます。トラウマを思い出させるようなものにちょっとでもふれると大きく反応する、ということも、特に危険がありそうなものには敏感だというふうに理解することができます。

これらの反応は、「敵にやられないようにする」という目的を考えれば、まったく理にかなった反応です。実際にその辺にまだ敵がいるというような状況では、明らかに役に立つものでしょう。また、物理的に逃げられないときには自分が受ける傷を最小限にするために「解離」すら起こすのですから、人間の身体は本当によくできている、と言うことすらできるのです。

問題は、その状態が現在の状況に合っていないということです。本当に危険な状況下では適切だった反応も、実際の危険が差し迫っているわけではない日常生活の中では不適切になり、健康な社会生活を妨げる要因となります。「戦時下」の生活と「平時」の生活は自ずと違うものです。PTSDの症状が維持されているということは、すでに戦争は終わり平和な時代がやってきているのに「戦時下」の生活が続いているということであり、日常生活の範囲も可能性もぐっと制限されてきます。それ自体が苦しいものですし、それ以上に、環境との不適合がさらなる苦しみを生み出していきます。

その不適合は、特に対人関係に表れます。「戦時下」が続いて、あらゆる人間が危険な敵であるかのようにふるまっていたら、本来築ける人間関係も築けなくなってしまいますし、職業上の機能にも関わってくることになります。そして、その結果として、相手との間にトラブルが起こり、さらなるトラウマ体験につながることすらあるのです。

PTSDの治療の本質は、今は「戦時下」ではなく「平時」であることを実感するということです。「平時」を実感するということは、たとえば、未曾有《みぞう》の災害を経験したというような場合には「自分が体験したことは本当に特殊なことであって、そういうことはめったに起こらないのだ」ということを実感するということでしょう。また、対人トラウマなど、今後も絶対に起こらないとは言えないことについては、「自分、身近な人、世界への信頼感」を取り戻すことによって、万が一また危険なことになったとしても「自分も前とは違う対応ができるだろうし、身近な人も助けてくれるだろう。まあ何とかなるだろう」という感覚を持てるようになることが目標になります。

PTSD症状を長引かせるもの

トラウマティックな体験をしたあとにPTSD症状を経験する人は少なくありませんが、数ヵ月のうちに自然に回復する人が多いことが知られています。一方、トラウマ体験後一年以上PTSD症状が持続している場合には、治療を受けずに症状がよくなる見こみは少ないとされています〔文献4」。

これは、第1章でふり返った「衝撃からの立ち直り方」を考えればわかりやすいものです。最初の数ヵ月間に集中する自然回復は、「いつものやり方」で衝撃から回復したと考えられます。「いつものやり方」の中でももっとも重要なものが身近な人による支えであるということは29ページで見た通りです。

一方、「いつものやり方」を生活の中に全く取り入れることができないと、PTSD症状は長引き、病気として持続することになります。

症　例……自分のトラウマ反応を受け入れることができない

五十代の男性タケオさんは、駐車場で警備の仕事をしていました。警備とは言っても、実際には交通整理程度の仕事で、たいした緊張感もないものでした。ところが、ある日、駐車場で背を向けてしゃがんでいた少年に「危ないよ」と声をかけると突然ナイフで斬りかかられる、という事件が起こりました。かろうじて怪我はせず、同僚も駆けつけて何とか取り押さえ、警察に引き渡すことができました。

そして平凡な日常が戻ってきたはずでした。ところが、タケオさんの人生はすっかり変わってしまっていました。自分が声をかけたときに振り返りざまにナイフで斬りかかってきた少年の映像が、ストロボ写真のように頭に何度も浮かびました。また、自分が刺される夢を見ては飛び起きる、ということを繰り返すようになりました。眠ることが怖くなってしまい、ビデオを見ながらうたた寝して朝を迎える日も多くありました。

出勤はするものの、ためらいながら動くため以前のようにきびきびと働くことができなくなってしまい、同僚から「気がきかない」と怒鳴られることも出てきました。自分がとても無能に感じ、同僚に迷惑をかけないためにこの仕事をやめなければならないのではないか……と考えていました。

仕事の行き帰りにも、背を向けてしゃがんでいる少年を見かけると、身体が固まって呼吸が荒くなりました。そして、仕事以外の外出は基本的にやめてしまいました。同僚と飲みに行くこともなくなりましたし、指導していた少年野球にも行かなくなりました。それまでは楽しめていたようなことにも関心がなくなってしまったのです。他人と交流したいという気持ちもなくなり、同僚が談笑している横で、全くおもしろさを感じることができず、自分だけがそこに入れないと感じていました。

タケオさんは、自分が事件以来おかしくなってしまったことを恥ずかしく思っていました。子どもにナイフを向けられたくらいで何回りも年上の自分が悪夢にうなされたり、他の少年を見ておびえたりするなどということは、あってはならないことでした。タケオさんは「男というものは……」というのが口癖であるくらいに自分の男らしさを誇りに思っており、事件以降の「女々《めめ》しい」反応を自分で許せなかったのです。ですから、同僚と飲みに行くのを断る理由も、少年野球を断る理由も、すべて「面倒くさい」の一言で通していました。

距離のある他人だけでなく、タケオさんは悪夢などのことを妻にも隠していました。ビデオを見ながらうたた寝してしまうタケオさんを心配した妻は布団で寝るようにと言いましたが、タケオさんはイライラして「俺がどこで寝ようと俺の自由だ」と怒鳴りつけていました。

一方で、タケオさんは、妻の身の安全がとても心配でした。そして、一人では外出しないようにと言い、妻の行動を縛りました。買い物もタケオさんと一緒のときにしか認めませんでした。妻はさすがに困って文句を言いましたが、タケオさんはやはりイライラして「お前は何もわかっていないんだ」と怒鳴ってしまいました。

✤　✤　✤

タケオさんはPTSDと診断されるケースです。予期しない状況でナイフで斬りかかられるという、まさに命を脅かすようなトラウマ体験があり、再体験症状（できごとの想起の繰り返し、悪夢、加害者を思い出させる人を見たときの身体反応）、回避・麻痺症状（きびきび働けなくなった、飲み会や少年野球への参加をやめた、他の人から孤立している、または疎遠になっているという感覚、それまでは楽しめていたようなことにも関心がなくなった）、覚醒亢進症状（不眠、イライラの爆発、過剰に警戒して妻を束縛する）が明らかに認められています。

これらの症状は、もしもまだナイフで斬りかかった犯人が身近にいるのであれば、さらなる危険を避けるためにむしろ役に立つものです。しかし、タケオさんに斬りかかった少年はすでに警察に連行されましたし、一〇年以上におよぶタケオさんの警備員生活の中で、そのような危険な事件は初めてでした。事件後はまた平和な日々に戻り、仕事の中心は交通整理です。そういう意味では、すでにタケオさんに危害を加えた敵は生活の中から消えているのですが、タケオさんは「戦時下」の生活を続けていると言えます。

タケオさんの生活には敵がいないのに、なぜ「戦時下」が維持されているのか、ということを考えてみましょう。もちろん、全く予期していなかったときにこれだけの怖い思いをすればPTSD症状を経験しても何もおかしなことはありません。このような目にあったら、特にその直後には、多くの人が、生活のあらゆる領域に恐怖を感じることでしょう。しかし、危険は去ったということをいろいろな形で実感するようになると、だんだんとトラウマ症状はやわらいでくるものです。ではタケオさんの場合なぜそうならないのか、ということを考えてみると、その体験の特徴がわかってきます。

タケオさんは、自分がその事件で怖い思いをしたということを認めていませんでした。「男らしい」自分にはありえない反応だったのです。ですから、突然映像がよみがえってくるとき以外は、思い出すのを避けていました。思い出すと恐怖におびえてしまう自分に耐えられなかったからです。また、思い出しそうな状況も避けていました。結果として、トラウマ体験に慣れることも、いろいろな角度から見てみることもできませんでした。

また、タケオさんは自分の気持ちを誰にも話さなかったため、「怖がることは男らしくない」という誤った信念を訂正してもらう機会もありませんでした。タケオさんは妻に事件そのものについても軽くしか伝えていませんでした。「頭のおかしいガキがナイフを向けてきたけれども、取り押さえてやったよ。俺に斬りかかるなんて、一〇年早いな」と武勇伝として報告しただけでしたので、妻はその深刻さを十分に理解していませんでした。ですから、タケオさんのイライラや束縛も、トラウマ関連のものとして認識することができていなかったのです。

――症　例………自分のトラウマ体験を人に話せない

三十代の女性マツコさんは、離婚後に、いわゆる「デートＤＶ」の被害に遭いました。離婚後の寂しい気持ちもあり、インターネットで知り合った男性と交際を始めたのです。一流企業に勤める穏やかでまじめそうな男性で、「結婚を前提におつきあいしたい」と言われ、何回か外でデートをしたあとに彼の家に招かれました。一回目は彼の手料理をふるまってもらい、穏やかで楽しい時間をすごしました。暴力は二度目に彼の家に行った日に起こりました。ふつうに話している最中に彼は「俺を馬鹿にしているのか」と突然キレてしまい、マツコさんにひどい暴力をふるったのです。

何とか彼の家から逃れることができたマツコさんは、あまりの怖ろしさに警察に連絡することもできませんでした。いま以上に危険を高めるようなことは考えられなかったのです。また、あまりの怖ろしさからか、何が起こったのか正確に覚えていないところもありました。翌日のうちに携帯電話の番号もすべて変えました。幸い自宅の場所を教えていなかったことと、彼はそれなりの社会的地位がある人だったためむちゃなことはしないだろうという読みもあり、とりあえず安全な生活は戻ってきたはずでした。

ところが、マツコさんの生活はすっかり変わってしまいました。会社に行って仕事をしようとするのですが、集中できず、頭の中に何度も暴力をふるう相手の姿が浮かんできました。職場の男性が自分の近くを通るだけで身体が震え、強い恐怖を感じました。あまりにも仕事の効率が落ちたため、上司から注意を受けたのですが、そのときにも上司が今にも殴り出すのではないかと感じられて身体が固まってしまい、上司が何を話したのかよく覚えていないのです。寝つきは悪く、ようやく寝ついたと思っても悪夢で目が覚めてしまいます。悪夢に出てくるのは実際の暴力加害者だけではなく、たとえば離婚した夫となごやかに話していたら突然暴力をふるわれる、職場の男性の同僚と仕事の打ち合わせをしていたら突然殴りかかってくる……など、同様のテーマで別の相手というものもありました。

デートなどはもちろんのこと、女友だちと食事に行くようなこともすっかりなくなりました。それまではおしゃれ好きでしたが、ファッションへの関心もなくなってしまい、外見も明らかに変わってしまいました。職場の同僚が将来の話などをしているのを聞くと、自分には関係のない話だ、とぼうっと思っていました。

全体に集中力は落ちているのですが、その一方で、誰かが机の引き出しをバンと閉めると極端にビクッとしたり、おしゃべりに立ち寄ってなかなか去ろうとしない同僚に強いイライラを感じたり、と、感情的になるところもありました。

マツコさんもやはりPTSDと診断できる人です。生きて帰れるかわからない状況での暴力があり、その後、再体験症状（暴力のシーンの繰り返しの想起、男性が近くを通るだけで身体が震えて恐怖を感じる、上司からの注意で身体が固まる、悪夢）、回避・麻痺症状（できごとを正確に覚えていない、女友達と食事に行くこともなくなった、ファッションへの関心もなくなった、将来の話が自分に関係ないと思う）、覚醒亢進症状（寝つきの悪さ、集中力の低下、大きな音に極端にビクッとする、イライラ）が明らかに見られています。

マツコさんも、自分に暴力をふるった直接の敵は生活から消えているのですが、相変わらず「戦時下」の生活を続けています。マツコさんの症状は、もしも相手がまだそのあたりに潜んでいるのであれば、もちろん自分を守ることにつながるものです。しかし、すでに安全なふつうの生活に戻った今では、単にマツコさんの生活の質を下げることになってしまっています。

マツコさんの「戦時下」の特徴は、その警戒が当の相手だけに向けられているのではなく、人間全般に向けられているというところです。暴力をふるった男だけが本当に問題なのであれば、周りの人たちに危険を伝えて守ってもらうこともできるでしょう。ところが、マツコさんの警戒心は人間全般におよんでおり、他人は自分を守ってくれるはずの人というよりも、いつまた自分に害をなすかわからない危険な存在として認識されています。

なぜこういう状態が続いているのか、ということを考えてみると、マツコさんの体験の特徴がわかってきます。

マツコさんはこれだけの危険な目に遭いながら、対外的には全く何ごともなかったように暮らしていました。誰にも、実家の両親にも暴力被害のことを伝えていなかったのです。それは心配させたくないという気持ちのためでもありましたが、自分が引き起こしたことだという感覚があったからです。

そもそもインターネットなどで知り合った男性と交際して家まで行った自分が悪いのだとマツコさんは自分を責めていました。マツコさんの親はまじめな公務員でしたから、インターネットで知り合った人と交際するなどということは到底受け入れられないであろうことでした。ちょうどそのころ、出会い系サイトで知り合った相手から危害を加えられるという事件が報道されており、マツコさんの親は「まったく、こんなところで知り合った人とつきあうなんて気がしれないね」と言っていましたので、親には絶対に言えない、と思ったのです。

また、彼が暴力をふるったきっかけであった「俺を馬鹿にしているのか」という言葉も気になっていました。自分が何か相手を馬鹿にしたような態度をとったことがいけなかったのだろうとも思っていたのです。それまでの優しく穏やかだった相手のことを考えると、全てをぶちこわしにしたのは自分に原因があるように思えました。実際に、離婚した夫からも「お前は俺を馬鹿にしている」と言われたことがありました。おそらくそれが自分の大きな欠点なのだろうと思いました。そして、誰かにこの話をしたら、その相手もやはり自分が悪いと思うのではないか、と考えました。

さらに、マツコさんは、すでに相手がいないにもかかわらず、そして、相手は今後自分に危害を加えないだろうということが頭ではわかっているにもかかわらず、すっかりふつうの人生が送れなくなってしまった「だめな自分」を責めていたのです。

こうして自分を責めることは、「自分への信頼感」をさらに失わせ、心の傷を深めてしまいます。また、自分を責める結果として身近な人にトラウマ体験を打ち明けないため、結果として、自責の念が修正されるチャンスも逃してしまうのです。インターネットで知り合おうと、どれほど不適切な発言をしようと、マツコさんが受けた暴力は明らかに異常なものでしたし、それ自体が怖いものでした。誰かに自分の体験を話してさえいれば、その異常さを指摘してマツコさんの自責の念を軽くしてくれる人が必ずいたはずです。まじめなマツコさんの親であっても、いくらなんでも愛する娘が暴力の被害に遭ったということであれば、「インターネットで知り合った人とつき合うのが悪い」というだけの反応に終わるはずはないでしょう。

トラウマ体験後の対人関係の重要性

こうして見てくると、「孤立」がいかにトラウマをこじらせるかがわかると思います。29ページで前述したように、衝撃的な体験をしたあとにＰＴＳＤを発症するかどうかを予測する最大の因子が「身近な人による支えの有無」であるというのは、まさにこのことだと言えます。トラウマ体験の直後にＰＴＳＤ症状を起こすことそのものは、自分を守るための正常な反応だとも言えるのですが、その反応は日常生活に慣れてくるにつれて、だんだんと薄れていくべき性質のものです。ところが、孤立してしまうと、事実上「日常生活」がなくなってしまい、いつまでも本人は「戦時下」のままに暮らしていくことになるのです。もちろん、ＰＴＳＤ症状が薄れていくこともありません。

タケオさんの場合もマツコさんの場合も、身近な人たちは事件後も変わらずに近くにいましたが、タケオさんは自分のトラウマ反応を恥ずかしく思い、マツコさんは事件そのものを自分の非だと思ったため、どちらも支えてくれるはずの人に打ち明けることができなかったのです。そして結果としては身近な人による支えがない、という状態を作り出してしまっていました。

孤立は、本人が打ち明けない結果として起こるだけではありません。タケオさんやマツコさんは、打ち明けさえすれば事態はずっと改善したと思われる例です。しかし、現実には、打ち明けた結果、支えてもらえるどころか身近な人によってさらに傷つけられてしまうこともあります。

トラウマ体験後のさまざまな関わりの中でさらに傷つけられることを「二次被害」「二次トラウマ」などと言います。典型的な例としては、ＤＶの被害者が「もう少しご主人を立ててあげればよかったんじゃないの」「あなたが相手を怒らせるようなことを言ったのね」などと言われてしまったり、性被害に遭った人が「これからは遊びを慎むことだね」などと言われたりする、というものがあります。

本書をここまで読んでこられた方には、これらの言葉がどれほどトラウマ体験者にとってダメージになるかをご理解いただけると思います。すでに「自分、身近な人、世界への信頼感」を見失っている人にとって、自分が傷ついてなお、さらに傷つけてくる人がいる世界はとても危険な場所だと感じられます。また、何と言っても本人の罪悪感を刺激するようなことを言われると、「自分への信頼感」が粉砕されてしまいます。相手が言っていることにこそ真実があるように思えてしまうのです。こうなってしまうと、恐怖と自責と警戒の悪循環に陥ってしまい、治療なしにそこから回復することは極端に難しくなってしまいます。

トラウマ体験後の経過を左右する対人関係は、本人側の意識と、周りの配慮の両方があって初めて効果的なものになります。トラウマについての知識を持つことは、その両者の質を上げることに明らかにつながります。

第4章　トラウマが対人関係におよぼす影響

病気の症状は対人関係に影響を与える

どんな病気もそうですが、その症状は対人関係に影響を与えます。うつ病の場合も、意欲や気力の低下、憂うつな気分、罪悪感、不安、イライラ、ネガティブ思考などは、身近な対人関係の性質に影響を与えますし、その人の社会機能にも影響します。それが病気の症状として認識されることで事態はかなり改善しますが（110ページ参照）、そうでないときには対人関係のずれにつながり、お互いにストレスがたまっていきます。

ＰＴＳＤの症状も、明らかに対人関係に影響を与えます。ＰＴＳＤの「回避・麻痺症状」には、トラウマと関連した「会話」とトラウマ記憶を引き起こす「人」の回避が含まれていますし、「重要な活動への関心または参加の著しい減退」はその人の社会生活をそのまま制約するものです。「他の人から孤立している、または疎遠になっているという感覚」は、その人の対人関係の質に間違いなく影響を与えます。さらに、「未来が短縮した感覚」は、仕事や結婚、子ども、という領域についての考え方に影響を与えますが、これらはいずれも他人が関わってくる問題です。自分はそれほど長生きしないだろうと思っている人は、子どもを持とうとしないことも多いですし、「老後の話」などに全く興味を持たないために他の人と話が合わない、ということにもなります。

「覚醒亢進症状」も、対人関係に影響を与えます。常にピリピリして警戒的ですし、「苛立たしさや怒りの爆発」という症状は対人関係にそのままダメージを与えます。

「覚醒亢進症状」の結果、勝手に自分の部屋を掃除されたり持ち物にさわられたりすることを極端に嫌がるようになる人もいますし、暗がりを警戒してやたらとあちこちの電気をつけっぱなしにするため節電を心がける家族ともめてしまう人もいます。これらは本人もトラウマによる覚醒亢進症状と気づいていないことが多いですから、自分の領域に立ち入ってくる相手のことが「人間として」本当に嫌いになったように感じることもあるのです。

第3章でご紹介したタケオさんも、いろいろな領域に問題が起こっています。職場の同僚からは「気がきかない」と怒鳴られたり、つき合いが悪くなったと思われたりしています。少年野球もやめてしまっています。その理由も「面倒くさい」ですから、相手もよい気持ちはしないでしょう。そして、妻に対しては、行動を束縛したりイライラをぶつけたりしています。タケオさんがトラウマ症状に苦しんでいるということを知らない人たちは、「いったいどうなってしまったのだろう」と思うものですし、そんな時期が長引くと、「もうこの人とはつきあえない」という気持ちになることもあります。

また、同じく第3章でご紹介したマツコさんも、全般的に対人関係を避けています。それまでマツコさんと親しくしていた人たちは、つき合いにくさを感じているでしょう。

「対人過敏」という症状

ＰＴＳＤに対する対人関係療法を研究しているロバートソンら〔文献6〕は、ＰＴＳＤの症状から起こる対人機能の障害を「対人過敏」と呼んでいます。ＰＴＳＤ症状が対人関係に与える影響に名前をつけることによって、ＰＴＳＤの「再体験症状」や「回避・麻痺症状」のように重要な症状として認識してもらうためです。「対人過敏」を病気の症状として見ることによって、それが個人的な欠陥ではなく、治療対象になるものだと認識することができます。

第3章でＰＴＳＤ症状は「敵にやられないようにする」ための心身の反応としては合目的的だということをお話ししました。これが他人に対しても向けられるものが、「対人過敏」です。「相手から傷つけられないようにする」ということに全ての注意を向けていれば、少しでも怪しいものはすべて「脅威」としてセンサーが働いてしまいます。そして、脅威を排除しようとして心身がフル回転する、ということになります。これが、「脅威への過敏」と「感情コントロールの障害」として現れることになります。

トラウマのない人であれば、相手の言動に多少の違和感があったとしても「少し様子を見る」ということをするでしょう。相手に質問してみたり、いろいろな角度から考えてみたりするものです。もしも本当に怪しいことだとしても、「まあ、あまり関係が近い人ではないから気にしないようにしよう」などと相対的な位置づけを考えたりします。

しかし「対人過敏」が刺激されてしまうと、少しでも「怪しい」と思えばすぐに「脅威のセンサー」が作動してしまい、「少し様子を見る」などということができなくなってしまいます。また、センサーが作動すると、とにかく脅威を排除しようとしてしまいますので、「まあ、あまり関係が近い人ではないから気にしないようにしよう」などという客観的な考え方ができなくなるのです。これは少しでも煙を探知するとスプリンクラーが作動して水が噴射されるようなもので、その煙がどの程度危ないものなのかということもきちんと評価できていませんし、いちいち水を噴射してそのあたりをめちゃくちゃにする以外の対応法があるのではないかということも検討できていない、という状態です。そんな余裕はないのです。

そんな様子は、周りから見れば、「なぜこの程度のことで？」と思えますし、「何もそこまで怒らなくても……」というふうに感じられます。

症例

モモコさんは、職場でひどいパワー・ハラスメントを受けました。怒鳴る上司の姿が何度もよみがえってきて身体が震えて固まってしまい、出勤できなくなってしまいました。夫が聞いてもひどい状況だったので、夫はモモコさんの職場に訴え出ました。その結果、問題の上司は異動させられ、モモコさんの職場環境は平和なものに戻りました。心療内科で「パワー・ハラスメントによる適応障害」という診断書をもらったモモコさんは三ヵ月間の休職期間を許され、自宅でゆっくりすごすことになりました。これで一件落着するだろうと、彼女の夫は思っていました。

ところが、この休職期間の間に、夫婦関係はすっかり悪化してしまったのです。たとえば、モモコさんが「休職期間が終わったら職場に戻れるか、自信がないわ」と言ったときに、夫が彼女を安心させるつもりで「まあモモコは女なんだから、無理して働かなくてもいいよ。僕ががんばるから」と言うと、彼女の顔色が急に変わり、「あなたってそんなに保守的な人だったのね。見損なったわ」と怒ってしまったのです。

また、夫が食器を下げずにいると「こんなこともできないの」とモモコさんがイライラした様子を見せることもありましたので、夫はモモコさんが家事をやってくれていることに感謝を表現したほうがよいのだろうと思い、彼女の作った料理を「やっぱり時間をかけて作った料理はおいしいな」と言ったのですが、モモコさんは「ひどい嫌みね。耐えられないわ」と言って食堂を出て行ってしまいました。

二人には小学生の娘が一人いましたが、夫と娘が楽しそうに話しているとモモコさんはイライラした様子で洗っている食器の音をガチャガチャと立てることもありました。そんなモモコさんの様子を気にした夫が「お母さんが家にいてよかったな」と娘に言うと、モモコさんはそのまま無言で自室にこもってしまいました。

夫からすれば、すべて思いやりからやっているつもりのことを次々と否定されてしまい、すっかりモモコさんという人がわからなくなってしまいました。ある日、夫が「いったい何が不満なんだ」とモモコさんに聞くと、モモコさんは思いつめた顔で「私と別れてください」と言い、夫は突然のことに本当にびっくりしてしまいました。

✤　✤　✤

モモコさんは職場のパワー・ハラスメントからトラウマを受けた人で、現在の診断基準では、心療内科の診断書の通り、「適応障害」と診断されることになります。症状としてはＰＴＳＤの三グループ（再体験症状、回避・麻痺症状、覚醒亢進症状）がすべて出そろっているのですが、きっかけとなった体験が命に関わるようなものではないため、ＰＴＳＤという診断名にはなりません。しかし、実際に起こっていることはＰＴＳＤの人と同じように考えることができます。

モモコさんの夫は、「理不尽なことで上司に怒鳴られた」というモモコさんのトラウマ体験を理解していました。それは夫から見ても気の毒な体験だったので、職場に訴え出たし、休職期間中もモモコさんを優しく支えたつもりでした。モモコさんの全体的なイライラは、「まあこんなときだからストレスがたまっているのだろう」と理解するようにしていました。それでも、よかれと思ったことがここまで裏目に出たあげく、離婚まで切り出されてしまったのですから、本当に驚いたのです。

モモコさんによく話を聞いてみると、モモコさんにとってのトラウマ体験はもう少し色彩の違うものでした。もちろん上司が怒鳴ったことは怖かったのですが、それ以上に、問題の上司から「女はこれだから困る」と言われたことをモモコさんはとても気にしていたのです。そして、上司から怒鳴られたくらいで具合が悪くなったのも、自分が女だからであって、男であれば受け流すことができたのではないか、と思って自分を責めていました。

そんなモモコさんにとって、「脅威のセンサー」は、主に、女である自分についてとやかく言われることに向けられました。夫が「まあモモコは女なんだから、無理して働かなくてもいいよ。僕ががんばるから」と言ったときには、それは「そもそも女が働いていたことが無理なんだ」と言われているように聞こえました。また、「やっぱり時間をかけて作った料理はおいしいな」と言われたときには、今まで仕事にかまけて家事に時間をかけられなかった自分に対する嫌みだと思ったのです。「お母さんが家にいてよかったな」と夫が娘に言ったときには、子どもの面倒もろくに見てこなかった自分を夫が責めていると感じました。夫の発言の一つひとつに「脅威のセンサー」が作動してしまったのです。そして、モモコさんはだんだん夫が信じられなくなり、「そう言えばこの人は昔から保守的だった」と思うようになり、自分が今後夫とやっていくことは無理だという気すらしてきたのです。

そんなときに夫から「いったい何が不満なんだ」と言われたので、やはり自分が感じていた脅威は正しかったのだとモモコさんは確信しました。この人は自分のことが不満で怒っているのだ、とわかったからです。そしてモモコさんは、離婚を切り出すことで、夫という脅威から逃れようとしたのです。

モモコさんの過敏さが「怒鳴る男性」などに向けられたのであれば、それがトラウマ症状だということが夫にも容易に理解できたでしょう。しかし、症状としての「対人過敏」は、本来のトラウマ体験とは直接の関係のない、広い領域に及びます。そして、それを症状として認識することができないと、モモコさん夫婦のように、もともと何の問題もないところが、離婚にまで追いつめられてしまうほどにもなるのです。

皆が自分を詮索しているように思える

症例

二十代の会社員アンズさんは、職場の上司からセクハラを受けました。そのこと自体怖い体験で、何度も頭の中によみがえり、職場に行くのが怖くなりましたが、勇気を出してセクハラを人事部に届け出たところ、上司は他の部署に異動となりました。

セクハラについては個人情報ということで公表されなかったため、上司の突然の異動はさまざまな憶測を呼びました。そのうちに、風の噂でアンズさんがセクハラを受けたということが職場内に伝わり、「本当はどうだったの？」などと聞かれることが増えました。アンズさんはそれをわずらわしく思いましたが、相手が本当に心配そうに聞いてくるので邪険にもできず、「実は……」と、最低限の話をしました。

アンズさんの目に見えるところでは、皆「大変だったね」などと同情的でした。しかし、ある日、給湯室で同僚の女性たちが「あれだけ胸のあいた服を着ていたら、セクハラしてくれと言っているようなもの」「○○さん（セクハラをした上司）が突然異動になってしまって、仕事がやりにくくて困ってしまう」「彼女、その後もずいぶん元気そうだけど、本当にセクハラだったのかしら」などと話しているのを聞いてしまったのです。

アンズさんはその日以来、怖くて出勤することができなくなりました。何度も何度も給湯室での声がよみがえりました。そこで話していた人たちは、アンズさんがふつうに一緒に仕事をしていた人たちで、今回の件以降もアンズさんの目の前では同情的にふるまっていた人たちなのです。もう誰も信じられないという恐怖、そしてその人たちが言っていたように、自分がセクハラを誘ったのではないかという思いとが、頭の中をぐるぐる回るようになってしまいました。また、「本当はどうだったの？」と聞かれたときに答えてしまった軽率な自分に全ての責任があるようにも思い、そんな自分を責めました。

アンズさんはその職場を退職し、それ以来ほとんど実家で引きこもるように暮らしています。再就職はできていません。将来に不安を感じ、何も悪いことをしていない自分だけが社会から脱落して終わったという結果に憤りを感じるときもあれば、「やっぱり全ては自分の身から出たさびなのだ」と思うときもありました。よみがえってくるのはセクハラをされたシーンよりも、給湯室の声でした。

アンズさんは数年後に摂食障害で治療を求めることになりました。そのときに、人と親しい関係が作れないということが話題になり、過去のトラウマ体験までやっと話がさかのぼることになりました。

アンズさんは、人と少し親しくなり始めると、相手が詮索しているように感じてしまい、それ以上の自己開示を避け、相手との関わりそのものも絶ってしまうのです。「人は詮索したがるもので、常に人の中にうわさ話の種を探しているものだから」とアンズさんは言います。ですから、習い事など継続的にどこかに行くこともできません。

アンズさんがいまだに再就職できていないのは、退職のあと最初に応募した会社の面接で落ちてしまったことが最大の理由でした。その面接では、とても好意的な扱いを受け、アンズさんも熱心に答えました。ところが、理由もわからないまま結果は不採用でした。アンズさんは、面接で感じた好感触と結果とのギャップに衝撃を受け、「もしかしたら元の会社から自分の個人情報がいったのではないか」とすら疑いました。その疑念もぬぐいきれないまま、「世の中はこういうところなのだ」という絶望的な結論に達して終わりました。つまり、何も悪いことをせずに努力する人が報われない場所だ、と思ったのです。そして、それからは求人に応募することもできなくなってしまいます。

縁故のあるところであれば、もっと安全に採用してもらうこともできるかもしれませんが、アンズさんは、少しでも自分の窮状を打ち明けるようなことが怖くてできませんでした。セクハラで退社した女性が再就職できずに困っているなどというのは、まさに、格好のうわさ話の種になってしまうと思ったからです。

✤ ✤ ✤

アンズさんの場合は、「脅威のセンサー」が特に「人からの詮索」に向けられています。人から聞かれてセクハラのことを打ち明けた結果として陰口をきかれるというひどいトラウマ体験をしたからです。アンズさんを詮索して傷つけた人は職場の限られた女性たちだったのですが、それが「人は詮索したがるもの」という結論に一般化してしまっていました。そして、少し親しくなったときに相手がしてくる何気ない質問もすべて「脅威のセンサー」に引っかかってしまうため、怖くなって引きこもる、ということが続いてきているのでした。また、人から詮索されるのではないかと思うと、就職の相談もできない、ということになってしまいました。

アンズさんの場合は、もともとのトラウマ体験が詮索によるものだったので症状としてわかりやすいのですが、そうでない人の場合でも、他人の詮索に過敏になるということは多く見られます。それは、「相手はなぜそんなことを知りたがっているのだろうか」という疑わしさを感じるからだと言えます。

トラウマを持つ人は、一般に、「相手の真意」をとても気にします。不規則に動く人は苦手であることが多いですし、たいした発言ではなくても、「この人はなぜこんなことを言ったのだろう」というところに引っかかり続けることも多いものです。

相手の真意を知ろうとすることは、危険を避けるためには理にかなっていると言えます。ある日無防備でいるときに突然はしごを外される、というようなことを防ぐための試みだからです。しかし実際には、多くの人が、それほど緊張感を持たずに、自分の気分やそのときの雰囲気で適当に会話をしたりしているもので、「この人の真意は何だろう」というような真剣さで向き合っていると、たいへん消耗してしまいますし、どんどん不安になってしまいます。

このような警戒心は、自分の手の内を見せずに相手の手の内を知りたがる、という傾向につながります。これも危険を避けるためには理にかなった態度なのですが、そうとは知らない相手からは、「自分勝手」と見えることもあります。たとえば、自分のスケジュールについて聞かれると不機嫌になるくせに、相手がスケジュールを知らせていないと怒り出す、というようなことが起こると、「自分だってちゃんとしていないくせに」という不満を招くことになります。しかし、自分のスケジュールを聞かれると詮索されているようで怖いと感じること、そして、予期しない衝撃を防ぐために相手の生活について知りたがることは、トラウマ症状として考えれば理解できるものです。

なお、アンズさんの場合は、人からの詮索が怖くて引きこもっていますが、「人からどう見られるか」「人にどう思われるだろうか」ということが怖くて引きこもり気味になるという人も多いです。「人からどう見られるか」というとらわれが強くなると社交不安障害という病気になりますが、これも、対人トラウマを持つ人にはむしろあたりまえの感じ方で、人から攻撃されないようにするためには、少しでも危険なサインを他人の表情から拾わなければならないので、当然「人からどう見られるか」というところに第一の関心が向く、と考えればわかりやすいものです。

もちろん、これらの感じ方は、トラウマ体験当時の感じ方を反映したものであり、現在の実生活には合っていないものです。「人からどう見られるか」ということばかりが気になるのは、決して自意識過剰というわけではなく、自分のトラウマを反映した症状なのだ、と優しく見ることができると、より現在の現実に合ったとらえ方に心を開くことができるようになってきます。

トラウマ症状がトラウマ体験を招く

モモコさんやアンズさんは、単発性のトラウマ体験による症状に苦しんでいるわけですから、もともとのトラウマ体験と症状との関連を理解することは比較的容易です。しかし、子ども時代の親との関係など、かなりの期間トラウマ体験が続いていた場合には、それは心身のすみずみにまでしみこむような影響をおよぼすことになります。特に、子ども時代は、人を信頼し、人から支えられながら、自分の基礎を作っていく時期です。その時期に信頼を脅かすようなことが続いてしまうと、どのようにして人を信頼したらよいかがわからなくなってしまいますし、「自分の基礎を作っていく」という課題を達成できなくなってしまいます。どちらも大人になってからの人生を難しくすることになりますし、さまざまな病気へとつながっていきます。実際に、子ども時代に受けたトラウマと大人になってからのトラウマを比較すると、やはり子ども時代にトラウマを受けた人の方が、感情コントロールの障害や対人関係の問題が多く見られることがわかっています。

このような場合には、「対人過敏」が極めて広い領域に、日常的に現れてくることになります。それは、「気づいたらあった」特徴であり、多くの場合、トラウマ症状ではなく「もともとの性格」だと思われています。しかし、症状であることには変わりませんし、症状として扱わないと、無自覚なままトラウマ体験を繰り返していくことになってしまいます。

症例

サクラさんは中学時代から過食症になり、症状を抱えながら高校を卒業して就職しました。しかしどの仕事も長くは続かず、転々としていました。

そのうちに恋人ができ、一緒に暮らすようになりました。彼は全体的に優しく温かい人で、サクラさんの過食症を受け入れてくれ、「一緒に治していこう」と言ってくれました。仕事が続かないサクラさんを経済的にも支えてくれました。

ところが、二人の生活は平穏なものにはなりませんでした。きっかけは、彼の親友でした。彼の親友はたびたび遊びに来ましたが、サクラさんはその親友をどうしても好きになれませんでした。

そして親友もサクラさんのことを嫌っていて、彼をとろうとしているのではないかとも思いました。だからじゃまをしに来るのだと思ったのです。

サクラさんは恋人に「あの人を家に来させないでほしい。できればあまり親しくしないでほしい」と言いました。それに対して恋人は「彼は僕にとって大切な親友なんだよ。僕は君のことをこれだけ大切にしているじゃないか。僕の親友のことも尊重してほしい」と言いました。すると、サクラさんは爆発してしまったのです。「だいたいあの男は人間としてのたちが悪すぎる。礼儀もなっていない。目つきがおかしい。心の中では腹黒いことを考えているに違いない。あなたは騙されているんだ」などと彼の親友を徹底的に罵倒しました。もちろんそれは彼にとっては聞くに耐えないことで、「いくらなんでも言ってよいことと悪いことがある」と言いました。するとサクラさんは「つまりあなたも同類っていうことね。もうあなたとはやっていけない。出て行く。出て行かせないのなら死んでやる！」と泣きながら怒鳴りました。そして実際に行方不明になったり、自傷行為をしたりするのです。

それからも同様のパターンは続きました。恋人はサクラさんに、「君もこれからいろいろな人と関わっていくためには、考え方を直さないといけないよ」などと教え諭しましたが、そのたびにサクラさんは怒り狂ったり、これ見よがしに自傷行為をしたりするのです。ついにある日、たまりかねた恋人はサクラさんを殴ってしまいました。

✤　✤　✤

サクラさんの恋人は、過食症という病気は理解して受け入れていましたが、自分の親友を口汚く罵《ののし》るサクラさんにはついていけませんでした。そして、人間が変わったように怖ろしい顔になって執拗に怒るサクラさんを見ると、「人間性の問題」「考え方の未熟さ」としか感じられなかったのです。ですから、「彼は僕にとって大切な親友なんだよ。僕は君のことをこれだけ大切にしているじゃないか。僕の親友のことも尊重してほしい」と説得を試みたり、「いくらなんでも言ってよいことと悪いことがある」と注意をしたり、「君もこれからいろいろな人と関わっていくためには、考え方を直さないといけないよ」と教え諭したりしたのです。しかし、いずれも効果がないどころか、さらに事態を悪化させてしまいました。

サクラさんのそれらの言動は、実はトラウマ症状でした。サクラさんはＤＶ家庭で育ち、激しいいじめも経験していました。ひどいいじめに遭ったのに、家庭はとてもそれを相談しようと思える場所ではなく、誰も味方だとは思えないまま、ここまで生きてきた人だったのです。そんな彼女にとって恋人は初めて「味方になってくれるのではないか」と思えた人でした。

ところが、その関係を乱したのが、恋人の親友でした。サクラさんから見ると、親友にはいくつもの「怪しい点」がありました。たとえば突然やってくることでした。これはサクラさんたちの生活を妨害しようとしているように見えました。また、サクラさんが何かを気にしていると「いいじゃん、そんなこと気にしなくて」とよく言うことも気になっていました。サクラさんの感じ方を尊重しないで自分の意見を押しつけてくるように感じられたのです。その他、喫煙者である彼はしばしばタバコに火をつけようとしてから「そうか、ここはタバコを吸えないところだったんだ」と笑いながら言うのですが、サクラさんは融通のきかない自分をそのつど責められているかのように感じました。これらの「怪しい点」は、いずれもサクラさんの「脅威のセンサー」に引っかかりました。自分を彼の恋人として認めていないのではないか、彼と自分を別れさせようとしているのではないか、と思ったのです。そしてその脅威を排除しようとして、恋人に「あの人を家に来させないでほしい。できればあまり親しくしないでほしい」と言ったのです。

ところが、それがトラウマ症状とは知らなかった恋人は、サクラさんの考え方を変えさせようとしました。これは、サクラさんから見れば、恐怖の体験となりました。まるで、自分の目の前に殺人者がいて「殺される」と必死で訴えているのに、助けてくれないばかりか、考え方を変えて相手と仲よくするようにと強要されているようなものなのです。本人にとってはそれほど切迫している状況であるにも関わらず、周りは悠長に「考え方の問題」などとピントのはずれたことを言っているのですから、そのとらえ方には明らかにずれがあり、本人の切迫感はますます膨張していくのです。

この切迫感が、その後の爆発につながっていきます。そこで表現されているのは怒りであり相手への攻撃ですが、サクラさんにとっては恐怖から来る必死の「正当防衛」なのです。サクラさんが訴えているのは、「だいたいあの男は人間としてのたちが悪すぎる。礼儀もなっていない。目つきがおかしい。心の中では腹黒いことを考えているに違いない。あなたは騙されているんだ」というめちゃくちゃな人格攻撃ですが、こういうときの「罵倒」の内容を聞くと、あまりにも一方的だったり筋が通っていなかったりすることが多いものです。少なくとも、聞くと不快な気分になるようなものがほとんどです。しかしそれは当然のことで、「意図された攻撃」ではなく、突然の事態に動揺する中での自己防衛なのですから、「相手がどう思うか」などということは全くおかまいなしになるのです。とにかくやみくもに攻撃して身を守っている、というイメージに近いものです。

そのようなやみくもな自己防衛に対して彼は「いくらなんでも言ってよいことと悪いことがある」とたしなめています。サクラさんの発言が「意図された攻撃」であればそのようにたしなめることにも意味があるのかもしれませんが、やみくもな自己防衛なのですから、何の意味もないということになってしまいます。そして彼がそうしてたしなめることは、サクラさんから見れば「彼は敵側に加担した」としか感じられず、ますます怖ろしくなり爆発する、ということになります。

こうしてトラウマ症状として振り返ってみると、サクラさんのめちゃくちゃな言動もかなりの程度理解可能な話になってきます。つまり、サクラさんは彼の親友や彼を責めているわけではなく、恐怖から自分を守ろうとして必死なだけだということです。

ところが、そういう理解なくこの状況を見てしまうと、サクラさんが口汚く自分や自分の親友のことを罵っており、それが全くコントロール不能という状況なのです。彼がついに追いつめられて暴力をふるってしまったのは、心情的には理解できます。

こうして、サクラさんは初めて「味方になってくれるのではないか」と思えた優しい恋人から殴られる、という事態に至ってしまいました。つまり、新たなトラウマ体験を招いてしまったのです。もちろんそのできごとの後には、恋人のことも怖く感じるようになってしまい、「あなたのように暴力的な人とはやっていけない」と恋人の家を出てしまいました。恋人は自分が感情的になってやってしまったことを心から反省していたのですが、暴力をふるってしまったという負い目から、サクラさんを引き留めることができませんでしたし、親友とサクラさんの板挟みで苦しんでいたこともあり、実際のところ引き留めることに積極的にもなれませんでした。

このように、トラウマ症状が相手を怒らせて新たなトラウマ体験を引き起こすということは珍しくありません。本来は二度と危険な目に遭わないように、という目的を持った症状であったはずが、かえって危険を招いてしまうのです。また、サクラさんの場合、危険を招いただけでなく、長い目で見れば自分のトラウマを癒すことにつながるであろう貴重な相手を遠ざけることにもなってしまっています。

サクラさん自身、自分の感じ方や言動がトラウマ症状だということには気づいていません。「いくらなんでも言ってよいことと悪いことがある」と言う彼に反発を感じると同時に、そんな暴言を吐いてしまう自分は、DVだった父親の遺伝を受けているのではないか、と考え、自分の全てが間違っているような気持ちになることもしばしばでした。そして、もう死ぬしかないと思いつめるのです。

トラウマ症状が次のトラウマ体験につながる、というのは、相手の怒りを誘発することによってだけではありません。

――症例

大手企業で受付をしているウメノさんは、いつもにこにこしている美人でした。当然、いろいろな人からデートに誘われましたが、ふだんはにこにこして「困ります」などと断っていましたが、「デートをしてくれないと自殺する」と強く迫ってきた人のことは断りきれず、デートをすることになりました。その彼は万事を自分のペースで運びたがり、ウメノさんが少しでも応じないそぶりを見せると本当に怖ろしい怒り方をしました。それでも、ウメノさんはずるずると彼から言われるがままに交際をすることになりました。つきあうようになると、ますます彼の一方的なところはエスカレートし、ウメノさんを「ブス」「頭が悪いんじゃないか」などと言葉で虐待することも多かったですし、時には暴力をふるうこともありました。それでもウメノさんは彼と別れずに関係を続けていました。

✤　✤　✤

客観的に見れば、大手企業の受付をしていて、にこにこした美人であるウメノさんが男性関係に困ることなどはまず考えられず、なぜこんな相手との交際をやめられないのだろうか、ということは不思議だと思います。しかし、子ども時代に虐待を受けているウメノさんにとって、「別れたら自殺する」と言ってくれる彼は、唯一のたしかな存在と感じられるのです。

そもそも、ウメノさんがいつもにこにこしていることも、そんなトラウマを反映しています。ウメノさんは、一人でいるときにはむしろ暗く沈んでいることが多いです。人といるときにも、決して明るい気持ちでにこにこしているわけではありません。ウメノさんは、常に「周りの顔色」を指標にして生きていました。周りの顔色をうかがうことが、ウメノさんが知っている唯一の「安全に生きる道」だったのです。相手の機嫌がよいことが、唯一の「望ましい結果」でした。

ですから、自分がどう感じているのかがわからなくなることが多かったのです。そして、そんな空虚な自分を見破られるのも不安で、ますますにこにこする、ということになりました。

彼が一方的なペースを押しつけてきたときに、そのまま巻きこまれてしまったのも、ウメノさんに「自分」というものがなかったからです。相手に合わせるということばかりを続けてきたウメノさんは、自分にとって有害だということを感じる力も、そこから自分を守る力も、育てることができなかったのです。そして結果として、自分を傷つける相手との関係に巻きこまれ、トラウマ体験をする、ということになっていきます。

相手に合わせてばかりいるウメノさんの場合、明確に脅威を排除しようとしているサクラさんのような人とは異なり、「脅威のセンサー」は働いていないようにも見えますが、実際は違います。「相手に合わせる」という行動は、「脅威のセンサー」が働いた結果としての自己防御策だからです。そして、「脅威のセンサー」が過敏に働いているのは、ウメノさんの場合も同じです。ウメノさんは、どんな相手に対してもにこにこしていますが、実際にはにこにこしなくても大丈夫な、危険でない相手はたくさんいるはずです。しかし、あらゆる人に「脅威のセンサー」が作動してしまうので、結果としてはいつもにこにこする、ということになってしまうのです。

サクラさんのケースは「脅威のセンサー」が働くと「正当防衛」としての攻撃をする例で、ウメノさんの場合は「脅威のセンサー」が働くと、やはり防衛として相手に合わせる例です。これらのパターンは人によって完全に分かれるわけではなく、一人の人に、サクラさんのようなパターンとウメノさんのようなパターンが混在していることのほうが多いものです。一般には、「その他大勢」の人に対してはウメノさんタイプ、特に親しい人に対してはサクラさんタイプになる、という人がよく見られます。

「相手の問題」と「自分の問題」の区別がつかない

ウメノさんもそうなのですが、対人トラウマを持つ人の場合、「誰の問題か」という境界線がうまく引けなくなる人が多いです。特にウメノさんのように子ども時代に虐待を受けている場合、本来は百パーセント大人側の問題であるはずのことを、かなりの程度自分の問題のように思っていることが多いものです。「自分を虐待した大人が異常だっただけで、自分には何ら問題がない」と割り切れる人はなかなかいないでしょう。そして、虐待者も、「お前が俺を怒らせたのだ」「どうしてお母さんをイライラさせるの」などと、あたかもそれが子ども側の問題であるかのように言うことが多いのです。性的虐待という悲惨なケースであっても、子どもが誘ったなどということを平気で言う人がいるのが現実です。

ウメノさんは、相手の顔色を読むことで今まで生き延びてきたわけですが、これはまさに相手の問題を自分の問題として引き受けているということです。本来、人は、顔色を読んでもらわなくても、自分が不愉快に感じることがあれば自分で相手に伝えるなどして状況を改善していく責任を負っています。問題解決には人の力を借りるとしても、「自分には問題がある」ということを伝えるのは、本人にしか本当のところできないことですし、本人がすべきことです。ですから、「顔色を読む」ということそのものが、本来は相手がすべきことを自分が引き受けているということになってしまうのです。

境界線がきちんと引けている人たちは、顔色を読まれることを不快に感じるものです。いちいち自分の顔色を読まれて相手が反応する、ということそのものが重苦しい束縛感をもたらすものですし、何と言ってもそこで「読まれること」は正確でない場合が多いからです。

ところが、ウメノさんの恋人のように、自分の問題を相手が引き受けるのがあたりまえだと思っている人は、ウメノさんのような人と相性がよくなってしまいます。ウメノさんの恋人は、まず「デートをしてくれなければ自殺する」と言っていますが、これは明らかに境界線を踏み外した言い方です。デートをしてもらえなければ悲しいものですが、そのうえで自殺するかどうかを決めるのは自分の問題です。「デートをしてくれなければ自殺する」と言っている時点で、自分の領域のことにまでウメノさんに責任をとらせようとしているのです。

つきあい始めてからの彼がウメノさんを虐待するのは、自分の機嫌の悪さがウメノさんの責任だと思うからです。本来は自分の問題として考えて改善策（ウメノさんに協力してもらうことも含めて）を検討すべきなのですが、「そもそも自分の機嫌を損ねた」ウメノさんが何とかすべきだと感じているのです。いかにも境界線を逸脱したものの考え方です。

境界線の問題は、「相手の問題を引き受ける」という形だけではありません。自分の領域なのに相手に踏みこませてしまう、という形でも起こってきます。トラウマの結果として「自分への信頼感」がない人は、「自分はこうしたいから」「自分はこう感じるから」と、自分の領域を守ることができなくなってしまいます。ウメノさんも、「ブス」などと言われて本当は不快なのですが、「私は不快だ」とはっきり思ったり言ったりすることができないのです。

勇気を出して「ブスなんて言われると悲しくなっちゃう」と控えめに言ったこともあるのですが、相手から「それくらいのことで気にするなんて、人間が小さいよ」と言われ、相手の言っていることのほうが正しいような気になってしまいました。本当は、「ブスと言われると不快だ」ということは、相手からとやかく言われる筋合いのない、尊重されるべき自分の感じ方です。相手が何と言おうと、自分がそう感じたことは事実だからです。そこに相手が「不適切な感じ方」と土足で踏みこむことを許してしまうところも、境界線の問題だと言えます。

他人の感じ方は自分の感じ方とは違う、ということが事実上わからなくなっている人もいます。

当事者は何とも思っていないようなできごとでも、自分がひどいと思うことであれば、「あんな目に遭うなんて本当にかわいそう」と感情移入してしまうのです。その結果としての言動は、当事者から見ると「ピントはずれ」と感じられることもあります。

なお、感情移入した結果としての「かわいそうな人のために何とかする」という行動は、「自分への信頼感」の欠如とセットとなって、過剰に献身的になることにもつながります。「かわいそうな人のために何とかする」ことで自分の価値を見出そうとするのです。そうなってしまうと、本人にとっても、また、献身される相手にとっても、かなりの負担になってきてしまいます。

◆ ◆ ◆

サクラさんもウメノさんも子ども時代に虐待されていた例ですが、アメリカ精神医学会の診断基準DSM-Ⅳを作る際に行われた調査では、子ども時代に虐待されていたPTSD患者の91％に、(1) 自分への批判に敏感、(2) 別の見方について聞くことができない、(3) 自分自身のために何かに立ち向かうことが難しい、(4) 交渉せずに仕事をやめたり人との関係を絶ったりする傾向――が見られました。いずれも、「脅威のセンサー」があらゆる領域に向けられている結果として理解することができます。(2) の「別の見方について聞くことができない」というのは、「人は多様な見方をするものであり、どれが正しいというわけでもない」という考え方ができないということです。「自分とは違う見方をする人がいるということ＝自分の見方が否定されること」と感じてしまうのです。そうすると、当然「脅威のセンサー」が働くことになります。これらの対人関係面での障害は広い領域にわたり、恋人関係、夫婦関係、子育て、仕事など、多くの生活役割にまたがっていました。

子ども時代のトラウマがある人たちのうつ病に対する対人関係療法を研究しているタルボットたちは、子ども時代にトラウマがある人たちに見られる対人関係のパターンを「対人パターン」と呼び、治療焦点にすることを提案しています〔文献7〕。「対人パターン」に含まれるのは、慢性的な恥の感覚、慢性的な社会的引きこもりと愛着関係を作ることの回避、親しい関係において慢性的に要求が多く安心を求める、持続する対人不信、パートナーからの暴力など深刻な不和の繰り返し、親しい関係を突然やめることの繰り返しなどです。これらのパターンは、発達段階で身につけるべきだった課題がトラウマのために妨げられた結果として認識されています。

トラウマ症状が他者にトラウマを与える

症例

三十代の男性クリタさんは、暴力的な父と兄のもとに育ちました。母親は父の暴力から逃げ出しており、所在も不明でした。母親の話題は家では禁句でしたし、クリタさんも、自分たちを捨てていった母親を恨んでいました。父は、経済的な安定だけは与えてくれましたが、家では飲酒しており、気に入らないことがあるとすぐに手が出ました。兄も父にとても似ており、父から暴力を受けると、その鬱憤をそのままクリタさんに向けてきました。クリタさんは、兄に殺されるのではないかと思ったこともあります。

クリタさんは警察官になりました。正義を行う仕事がしたかったのです。組織の規律は厳しかったのですが、クリタさんが生き抜いてきた家庭環境からすればどうということはありませんでした。警察官という仕事には、クリタさんは、全般にうまく適応したと言えます。

問題が起こるのは、より個人的な関係においてでした。もっともうまくいかないのは女性との関係でした。クリタさんは温かい家庭を持ちたいと思っており、強い結婚願望を持っています。ですから、クリタさんにとって女性との交際は重要でした。全般に相手によく尽くすのですが、少しでも相手の行動に自分への愛情を疑わせるような点が見えると、怒りが爆発してしまうのです。たとえば、クリタさんが嫌っている他人のことを「でも、あの人もなかなかよいところがあるわよ」などと言われた程度で恋人を殴ってしまうこともありました。

また、全体に嫉妬《しっと》深く、相手が何をしているのかをいつも知りたがりました。メールをしてすぐに返事がないと、浮気でもしているのではないかと思い、応答があるまで何度も電話をしたり、相手の家の前で帰宅するまで待っていたりしました。

そんな彼の様子を最初のころこそ「愛情の強さ」と感じてくれる相手も、だんだんと不気味さを感じて、交際を続けられないと言うことも多いのですが、クリタさんは「別れたら翌日の新聞を見れば、俺の事故死のニュースが載っているだろう」などと言うので相手も別れにくくなってしまいます。それでも別れる相手には、「お前のことを一生許さないからな」「お前がどれほどひどいことをしたか、一生忘れるなよ」「お前は本当に性悪女だ。将来必ずしっぺ返しを受けるぞ」などと脅すようなことを言い、相手をますますおびえさせてしまうのです。

✤　✤　✤

クリタさんは、仕事においては問題なく社会適応は良好です。しかし、親しい関係を作るうえでは大きな問題を抱えています。クリタさんはいわゆる「ＤＶタイプ」で、女性との関係においてはむしろトラウマの加害者になっています。クリタさんは温かい家庭を持ちたいという夢を持っていますが、その夢を実現させるためには、かなりの課題を乗り越える必要があるようです。

クリタさんは全般に、ものごとの善悪をはっきりさせたがるタイプで、それが警察官という職業には適しているところがあります。しかし、人間を敵か味方かに峻別する考え方は、親しい関係には不向きです。クリタさんは、相手が自分の味方だと思っているうちは尽くすのですが、ひとたび「敵」を感じさせられると、態度が豹変します。また、敵かどうかを知るためには、相手がぎょっとするほどしつこく迫るのです。

これらの「敵か味方か」「善か悪か」という二分法が自らのトラウマを反映したものだということにクリタさんは全く気づいていません。クリタさんは自分が育った環境が劣悪だったことはよく承知していますし、だからこそ温かい家庭を築きたいと思っているのですが、自分の感じ方や行動パターンにトラウマの影響がこれほど現れているという自覚はありません。敵か味方かをはっきりさせる自分のやり方が極端だとは思っていませんし、そうしなければこの世は生きていけないと信じています。

クリタさんのこの感じ方のずれは、そのまま、彼にとって、世の中は依然として「戦時下」だということを示しています。たしかに彼が育った環境は「戦時下」と呼ぶのにふさわしいところでした。そのときに作られた症状を無自覚なまま引きずっている彼にとって、人間は全般に信頼できないものだけれども、自分の味方であることをあらゆる面で明らかにしてくれる人だけが味方なのです。自分が嫌っている人間のことを「でも、あの人もなかなかよいところがあるわよ」などというのは許されない利敵行為であり、そんな人を自分の私生活に置くことなどはできないと感じられてしまうのです。「あまりにも狭量」と感じられるクリタさんの言動も、こうしてトラウマ症状として考えると理解可能なものになります。しかし、だからと言ってクリタさんの暴力的な言動を大目に見ることは必要でもなければ望ましくもない、ということは第9章で述べます。

社会の理不尽さが目につく

73ページでご紹介したアンズさんは、本来は被害者であって何も悪いことはしていない自分だけが結局ふつうの社会からはみ出てしまって、社会復帰もできないままに将来への不安をふくらませているというのに、セクハラ加害者や陰口をきいた同僚が条件のよい会社で元通りのうのうと生き延びている、という事実を許せないと思っています。もちろん直接異議を申し立てることは怖くてできないのですが、とても怒っているのです。過去のことを思い出すときは、恐怖とともに憤りを強く感じます。

アンズさんは再就職しようとした会社で面接の結果不採用になってしまいましたが、その経験も「社会は理不尽なところなのだ」という信念を強めることになりました。卑怯な人だけが要領よく生き延びる場所だ、ということです。

面接であんなに好感触だったのに不採用だったということは、面接官が卑怯だったとしか思えない、と感じました。自分の保身か何かのために、面接の結果を正確に報告しなかったのかもしれないと思いました。あるいは、本当は採用が難しかったのに、要領よく立ち回ろうとして、アンズさんにはよい顔だけを見せたのかもしれない、とも思いました。

それ以外にも、最初に問い合わせの電話をかけたときの応対の悪さや、当日面接の部屋まで案内してくれた女性社員の気のきかなさなどを思い出し、あんなに社会人としてのレベルが低い人たちが何の苦労もなく働いているのに、自分は採用すらしてもらえないなんて、やはり「社会は理不尽なところだ」と思わざるをえなかったのです。

この感じ方は至るところに現れました。役所に手続きに行ったときも、職員の働き方に怠慢を感じると、「こんな働き方の人が公務員をやっていられるのに、なぜまじめに働いていた私がこんなにみじめな思いをしなければならないのだろう」と憤りを感じてしまい、苦しくなって、手続きをせずに帰ってしまったこともありました。

トラウマがあると、新たな衝撃に対して「いつものやり方」（16ページ）を用いることも難しくなります。辛い体験を思い出すことを回避しがちになりますし、思い出すときも、危険な部分に焦点をあてて思い出しがちなので受け止め方も変わりません。対人不信があれば、人に話してみることなど考えられないでしょう。ですから、アンズさんのように、何かを体験するたびに「社会は理不尽なところだ」という信念がどんどん強化されていく、ということになってしまいます。まさに、症状による悪循環です。

そんなアンズさんは、自分のこと以外にも、社会の理不尽さを感じるようなときには敏感に反応します。まじめにやっていた人が報われなかった、というタイプのニュースを見ると、その人に自分を重ね合わせ、強い憤りを感じるとともに、「やっぱり社会は理不尽なところなのだ」と強く感じるのです。政治家や高級官僚による不正などのニュースを見ても、強い義憤を感じます。

もちろん社会的不正に憤りを感じることそのものはむしろ適切なのでしょうが、問題は、社会のそれ以外の側面に目が向かなくなっているというところにあります。一見理不尽に見えることであってもいろいろと事情がある場合もありますし、世の中には明らかな不正だけでなく信頼や温かさを感じさせるできごともたくさん起こっています。「世界への信頼感」を失っている人にとって、そうした「それ以外の側面」に目を向けることなく、社会の理不尽な面ばかりが目につくというのは、「世界はやはり信頼できないところだ」という気持ちをさらに強めるもので、回復の妨げになってしまうのです。

◆　◆　◆

本章ではトラウマ症状が対人関係に及ぼす影響について見てきましたが、トラウマの結果うつ病などの病気になれば、その症状も出てきます。うつ病について詳しくは本シリーズ既刊『対人関係療法でなおす　うつ病』をご参照いただきたいですが、気力の低下などの症状はもちろん対人関係面にも現れます。よく見られる例として、DVからようやく逃れて、これから子どもとともに平和な生活を、と思ったのに、母親が子どもにイライラをぶつけてしまったり、子どもの世話が全くできなくなったり、というようなことがあります。これらはうつ病の症状として説明できることも多いものです。こうしたことも、症状として知っておかなければ、母親を追いつめてしまうことにもなりかねません。

第5章　PTSDへの対人関係療法

対人関係療法とは

対人関係療法とは、一九六〇年代末から米国の精神科医クラーマンたちによって開発された期間限定の精神療法です。現在では、認知行動療法と並んで、エビデンス・ベイストな（治療効果を示す科学的データがある）精神療法として双璧をなしています。もともとはうつ病に対する治療法として開発されましたが、その後、摂食障害（過食症など）や双極性障害（いわゆる躁うつ病）などに対して修正され、科学的な研究の中で効果が示されてきました。PTSDへの適用は、その中でも新しいほうで、まだ「確立した」と言える段階ではありませんが、現時点までの研究結果からは極めて有望な位置づけになっています。

多くの精神療法が何らかの治療仮説にもとづいて作られているのとは異なり、対人関係療法は、「うつ病になる前の人には何が起こっているか」「うつ病になったあとに何が起こるか」「治療のどんな部分が効くのか」というような観察から作られた治療法です。そして、うつ病になる前の人には、（1）大切な人を亡くした後の悲しみのプロセスがうまく進んでいない、（2）身近な対人関係がうまくいっておらず絶望的な状況になっている、（3）社会における立ち位置や身近な人間関係の性質が変化するようなできごとが起こった、ということが多く見られること、また、（4）親しい対人関係がないとうつ病になりやすい――ということから、治療で焦点をあてる四つの問題領域「悲哀」「役割をめぐる不一致」「役割の変化」「対人関係の欠如」が作られました。

これらの問題領域は、うつ病についての研究から作られたものですが、その後、他の病気へと適用が広がる中でも、妥当なものとしてそのまま用いられています。

対人関係療法では、病気の原因については何も仮説を立てていません。病気は、遺伝、早期の人生体験、パーソナリティ、現在の社会的状況、個人的なストレスなどさまざまなことが関わり合った結果として起こってくるものであるという常識的な「多元モデル」をとっています。しかし、病気が発症するきっかけを見ると、そこには何らかの対人関係的な「文脈」があるものです。それは、いじめや離婚のように明らかに「対人関係の問題」と言えるものもあれば、何らかの変化の結果として社会における立ち位置や身近な人間関係の性質が変わるという意味での「対人関係」もあります。

《4つの問題領域》

悲哀（重要な人の死を十分に悲しめていない）
役割をめぐる不一致（重要な人との不一致）
役割の変化（生活上の変化にうまく適応できていない）
対人関係の欠如（上の3つの問題領域のいずれにもあてはまらない＝親しい関係がない）

ＰＴＳＤについても、その「原因」は多元的です。もちろん極度の衝撃的なできごとがあれば、多くの人がＰＴＳＤを発症するでしょうが、ＰＴＳＤを発症しやすい人としにくい人がいるのは28ページで前述した通りです。それはやはり、ＰＴＳＤのような病気であっても、遺伝、早期の人生体験、パーソナリティ、現在の社会的状況、個人的なストレスなどさまざまなことが関わり合った結果として起こってくる証拠だと言えます。

ＰＴＳＤの場合、その発症のきっかけはもちろんトラウマ体験です。トラウマ体験そのものは、自然災害など対人関係とは関係のない場合もあります。しかし、トラウマ症状が自然回復せずに持続して治療が必要なほどのＰＴＳＤになる、というところに注目すると、やはり、そのトラウマ体験を対人関係の中でどのように扱ったかという「文脈」が重要だということは第3章でご説明した通りです。

このように、病気は、その「原因」が何であれ、発症には対人関係的な「文脈」があります。そして、ひとたび発症した後の症状の経過も、現在進行中の対人関係から直接の影響を受けます。一般に、身近な対人関係のストレスが高まれば症状も悪くなりますし、身近な対人関係の中で満たされて感じると、症状も改善します。また、症状が悪くなると、周囲の不満や心配は募り、対人関係もぎくしゃくしてきますし、症状がよくなると、周囲の人たちもホッとして、関係性が安定するものです。

周囲の反応は病気についての理解と関連するところが大きく、病気を理解していないときには、

「なぜこんなふうにふるまうのだろう?」という疑問が、本人に不満としてぶつけられます。そうやって周囲からネガティブな反応を受けることが、本人の症状をさらに悪化させます。このように、現在進行中の対人関係と、症状とは、両方向の関係があり、密接に関わっているものです。これはトラウマ関連の病気の場合にも、そのままあてはまります。

PTSDへの対人関係療法

ＰＴＳＤへの対人関係療法の適用は比較的新しく、うつ病に対する対人関係療法ほどの豊かなデータはありませんが、すでに小規模なパイロット研究でよい結果が出ています。一四名の慢性ＰＴＳＤの患者に対して、一四週間の対人関係療法を行った研究〔文献8〕では、一三名が脱落せずに治療を完了し、一四週間の治療の後には、一四名のうち一二名がＰＴＳＤの診断基準を満たさなくなっていました。一三名が、ＰＴＳＤの三つの症状群にわたる改善を示しました。抑うつ症状、怒りの反応、対人機能も改善しました。おもしろいことに、症状が改善するにつれて、彼らはトラウマを思い出させるものに自ら向き合い始めました。「おもしろいことに」と書いたのは、対人関係療法ではトラウマそのものを治療焦点としないので、それに向き合うことは治療上の課題ではないからです。つまり、全く自発的な行動だったということです。

その他、対人トラウマを持つ低所得女性に対して、グループ対人関係療法を行った研究〔文献9〕

では、対照群（治療を受けずに待機している群）に比べてPTSD症状と抑うつ症状が有意に改善し、対人過敏など対人機能も改善しました。

現在、持続エクスポージャー療法（後述）、対人関係療法、リラクセーションを比較する大規模な研究がNIMH（米国国立精神保健研究所）からの資金を得て行われているところです。

PTSDの症状が対人関係に大きな影響を与えるということを第4章で見ましたが、対人関係療法は、現在の対人関係に焦点をあてて治療を進めます。現在の対人関係にどんな問題があるのかを認識し、その解決を目指していくことによって、社会的機能を改善する効果がありますし、身近な人による支えも増して、症状もやわらいでいくことになります。

第3章で見たように、トラウマが悪循環に陥って病気に至るかどうかを決める最大のポイントが身近な人による支えの有無であるにも関わらず、実際には、トラウマ体験についての感じ方のために、また、その後起こってくる回避症状のために、対人関係を避けるようになりがちです。

現在の対人関係に焦点をあてて、それを改善していくことを目指す対人関係療法は、その悪循環を打ち破る効果があると言えます。そして、身近な人による支えを増し、その中で、トラウマ体験によって失われた「自分、身近な人、世界への信頼感」を取り戻すような体験をしていくと、自分の力を感じられるようになって、トラウマに関連した怖れを乗り越える動機づけにもつながります。対人関係療法の効果が出た人たちは自らトラウマを思い出させるものに向き合うようになる、という研究結果は、まさにそれを表すものだと言えます。

PTSD治療における対人関係療法の位置づけ

✜PTSDの治療法

　ＰＴＳＤの治療法として、国際的なガイドラインで第一選択とされているのは、エクスポージャー（曝露《ばくろ》）をベースにした認知行動療法です。* エクスポージャーというのは、行動療法的な手法で、トラウマ記憶にわざとさらして「慣れ」を進めていくものです。トラウマ体験を思い出しても自分は安全であり、思い出すことによって生じた不安や苦痛は、向き合うことによって減じ、やがて耐えられるようになる、ということを学んでいきます。これは、「自分への信頼感」の回復につながります。その過程で、トラウマ記憶についてのとらえ方（認知）も修正されてきますので、「世界への信頼感」も回復してきます。

　エクスポージャーは、ＰＴＳＤはトラウマ記憶の想起を回避しているために持続しているという考え方にもとづくものです。16ページで述べたように、私たちは、衝撃的なできごとがあると、それを何度も思い出したり人に話したりすることによって乗り越えていくものです。ここでは記憶の「消化」のようなことが起こります。専門的には「情動処理」と呼ばれますが、強い感情を引き起こすようなことに対して、慣れたり、いろいろな角度から見ることによって受け止め方を変えたりしていくと、自分を脅かすような強い感情を感じなくなってくるものです。

＊ガイドラインが作られた時点では、対人関係療法のデータはまだ論文として発表されていなかったため、ガイドラインは対人関係療法にはふれていない

エクスポージャーは、主に、このような「情動処理」の理論にもとづくものです。大きな体験をしたときには、それをきちんと消化しないと、その体験は未消化のまま、つまり、最初に体験したときの圧倒的な感覚を持ったまま、自分の中にとどまってしまいます。ですから、本当は大きな体験をしたときほど、積極的に「情動処理」をすべきなのです。ところが、トラウマ記憶を思い出すことがあまりにも怖ろしく感じられると、思い出すことを回避してしまうので、「情動処理」が進まなくなってしまいます。トラウマの記憶に向き合うことでその作業を敢えて進めていくのが、エクスポージャーという技法です。

エクスポージャーをベースにした認知行動療法の中でももっとも確立した治療法と言えるのは、フォアらが開発した持続エクスポージャー療法*〔文献10〕と呼ばれるものです。

持続エクスポージャー療法では、想像エクスポージャー（面接の中でトラウマ体験を思い出し、語り、それを録音して家で毎日聞く）と現実エクスポージャー（本当は安全であるにもかかわらず、トラウマに関連する不安や苦痛が引き起こされるために避けているものにふれる）の二つを用います。トラウマに関連する記憶や状況に直面することによって、トラウマとなったできごとに対する情動の処理を促進させることが目的です。

その他、ＰＴＳＤの治療法として知られているＥＭＤＲ**も、エクスポージャーをベースにした治療法です。トラウマ体験を思い出したりそれに関連したことを感じたりするときに眼球を素早く動かすというユニークな手法です。

* prolonged exposure therapy
** Eye Movement Desensitization and Reprocessing：眼球運動による脱感作と再処理法

ＰＴＳＤには薬物療法も用いられます。ＳＳＲＩ＊（選択的セロトニン再取りこみ阻害薬）などの抗うつ薬が効果を示しています。薬物療法によって心身のバランスが改善すると、トラウマ体験にも向き合いやすくなりますし、感情コントロールなども改善します。認知行動療法や対人関係療法との併用ももちろん可能です。

ただし、ＰＴＳＤの人は薬という異物が身体に入ることに警戒する場合も少なくなく、「薬は怖い」と言う人もいます。これは病気の性質を考えればある程度しかたがないことだとも言えますが、ＳＳＲＩは本来は怖がる必要のない薬です。

✿エクスポージャーが向かない人

持続エクスポージャー療法は効果を示すデータもしっかりした、たいへん優れた治療法ですが、エクスポージャーは決して万人に向くわけではありません。トラウマ体験を思い出せない人や、トラウマ記憶に向き合うことが怖くて耐えられないと感じる人には向きません。ＰＴＳＤの症状の一つの柱が「回避・麻痺症状」ですが、エクスポージャーはまさにこの症状に切りこむような治療であるため、感情的に強度が高いものです。ですから、人によっては、症状が悪化したり、治療から脱落してしまったり、治療で決められたことがうまく守れない、などという問題が起こってくることが報告されています。特に対人トラウマを持つ人にとっては、治療者を信頼するということもハードルが高いので、強い信頼関係を必要とするエクスポージャーを続けることができない、とい

＊ Selective Serotonin Reuptake Inhibitor

うことも少なくありません。

エクスポージャーをベースにした治療がうまくいかない人の特徴としてあげられているのは、（1）苦痛に耐えて怒りや不安などの感情に対処することが苦手、（2）ストレス下で解離しやすい、（3）治療関係を維持するのが難しい――というものですが、いずれも、子ども時代に虐待を受けた人には典型的に見られる特徴（42ページ「複雑性ＰＴＳＤ」参照）です。こうした報告から、子ども時代に虐待を受けた人に対してエクスポージャーを用いることは禁忌とすべきではないかと言っている人もいますが、実際に治療にうまく導入され完了した人の場合にはよい効果が示されています。こうした問題を解決するために、エクスポージャーに入る前にトラウマに関連した対人関係面の問題や感情コントロールの障害に対処できるようにする方法を学ぶ治療を追加することを提案している人もいます〔文献11〕。

✤対人関係療法が向いている人

トラウマ体験そのものに焦点をあてるエクスポージャーとは異なり、現在の対人関係に焦点をあてる対人関係療法は、エクスポージャーが怖くてできない人、現在の「生きづらさ」が一番の悩みである人などにとってよい選択肢となります。また、対人トラウマの場合には特に対人関係が重要なテーマとなります。特に複雑性ＰＴＳＤのように反復する対人トラウマ体験があった場合、対人関係を根本から組み立てていかなければならないようなこともあり、トラウマ体験そのものよりも現在の対人関係機能に焦点をあてる治療のほうが適している場合もあります。

　対人関係療法では現在の対人関係という限られた領域だけに焦点をあてて治療を進めますが、その効果はＰＴＳＤ症状の全域にわたって現れることが研究結果からも示されています。また、前述したように、対人関係療法で現在の対人機能が改善し症状が軽快した人たちは、やがて、促されなくても自らトラウマを思い出させるものに向き合う（エクスポージャーする）ようになることが観察されています。対人関係療法によって現在の対人機能が改善し、「自分への信頼感」をとり戻した人たちは、トラウマの記憶にも耐えられるという自信がついてくるのだと思います。

　エクスポージャーと対人関係療法はそういう意味では同じ目的に向かって二つの逆の方向からアプローチするものだと言えます。エクスポージャーでは、トラウマ記憶に耐えられるようになることで生活全般への自信をつけていきますし、対人関係療法では、生活全般への自信をつけることでトラウマ記憶にも耐えられるようになるのです。

対人関係療法の考え方：医学モデル

✜「医学モデル」とは

　対人関係療法では「医学モデル」をとります。「医学モデル」というのは、その人が抱えている問題は、治療可能な病気の症状だとみなす考え方です。

病気とは何かというと、（1）本人にとっては基本的に望ましくないことで、なりたくて病気になる人はいない、（2）ひとたび病気になってしまうとその症状をコントロールすることは本人にはできない――ということです。

トラウマは「心的外傷」と訳されますので、病気というよりは怪我だと思う人もいるようですが、PTSDやうつ病はやはりれっきとした病気です。41ページで前述したように、「怪我」としてのトラウマは多くが最初の数ヵ月のうちに自然に治っていきます。これはふつうの怪我と同じです。しかし、それが悪循環に陥り自然に回復しなくなっているところが病気としてのPTSDの本質です。そして、PTSDの治療は、その「悪循環をきたす構造」を変えることを目標として行われます。トラウマを思い出すことを回避してしまって「情動処理」が進んでいない、という構造に注目したものがエクスポージャーですし、トラウマ症状の結果対人関係をうまく活用できなくなる、という構造に注目したものが対人関係療法です。

PTSDなどトラウマ関連の病気の場合、「怪我をした（トラウマ体験をした）」ということも本人が望んだわけではないうえに、「それが遷延化《せんえんか》して病気になった」というところも本人が望んでいないわけですから、二重の意味での「不本意さ」があると言えます。ですから、トラウマ症状は、本当に、本人の責任に帰すべきものではないのです。ところが、すでに本書でも見てきたように、対人関係面に現れるトラウマ症状は特に、本人がわざとやっている不適切な言動に見えてしまう、というところは大いに注目すべき点です。「病気」としての位置づけをきちんとすることのメリットはそこにあります。

✤「医学モデル」が罪悪感を減じる

人を病気扱いすること、特に精神科の病気だと言うことはかわいそうなのではないか、と思う人も多いものです。しかし、実際には逆で、症状を症状として明確にしないと、本人は「自分が悪い」と思うものです。特にトラウマのときには、「自分への信頼感」が失われていますので、「自分がうまくできていないだけなのだ」と感じがちです。自分にはコントロールできないところが特徴であるトラウマの再体験症状ですら、「いつまでも過去を引きずっているだめな自分」と感じている人がいるのです。

そのような罪悪感は治療においてはもちろんマイナス以外の何ものでもありません。患者さんはただでさえ病気の症状で苦しい毎日なのですから、かぎられたエネルギーを治療に向けるために、「自分は何をすべきか」ということをよく自覚する必要があります。それは、「病気を治すこと」です。

このように、患者さんが何をすべきか、ということを明確にしたものが「病者の役割」と呼ばれる考え方です。病気であるということは、単なる状態ではなく、その人は病気を持ちながらこの世の中で生き、人と日々関わっているのです。ですから、当然、そこで果たすべき役割があります。自分が病気であると認めること、病気からはできるだけ早く治りたいと思うこと、治療を助けてくれる人に協力すること、など患者さんとしての義務が生じると同時に、病気の症状のためにうまくできないことは免除されます。たとえばうつ病であれば、意欲や気力が低下しますので「仕事に行く」という義務が免除され、休職という形になることも多いでしょう。ＰＴＳＤの場合も、現在の症状のためにうまく機能できていない部分は現状として受け入れる必要があります。それが病気の症状である以上、すぐにはどうこうできないからです。

現状を受け入れたうえで、対人関係療法の手順に従って、少しずつ変化を起こしていきます。その過程では、「対人過敏」という症状を症状として認めたうえで、少しずつ乗り越えて人に気持ちを打ち明けるというようなこともしていきます。「現在、人に気持ちを打ち明けるのは難しいという症状があること」と「治療の課題として少しずつ人に気持ちを打ち明けていくこと」は、矛盾なく両立することです。これは、「対人過敏」を症状として認めずに、「気にしすぎだから、もっと人に心を開くように」と言うのとは似て非なるものです。「気にしすぎ」というふうに考えてしまうと、必ず自分を責める気持ちが出てきますので、変化のために必要な「自分への信頼感」が損なわれてしまいます。

❖「医学モデル」は対人関係も改善する

病気の症状は症状として認識し、「病者の役割」を明確にしなければ、対人関係のずれが起こってきます。79ページでご紹介したサクラさんは、「恋人の親友に不信感を持ち、悪く言う」ということが病気の症状であることが認識されていなかったために、恋人からは「人として言ってよいことと悪いことがある」という評価を下されてしまい、最終的には恋人に暴力までふるわれてしまいました。このようなずれをどう治療するかは第7章で述べますが、その基本となるのが、症状は症状として認識することなのです。

「対人過敏」を症状として受け入れるということは、トラウマを刺激するようなことが起こったときは「対人過敏」も強まる、という考え方ができるようになるということです。「対人過敏」が強く出ているときには何らかの形でトラウマが刺激されて病状が悪化しているときなのだ、と把握できるだけでも落ち着きますし、病状を改善するために取り組むべきことに取り組もうという考え方もできるようになってきます。相手も、それがトラウマ症状の悪化だということがわからないと、ひどい攻撃を受けたような気持ちになってしまい、とても協力的にはなれないでしょう。

なお、医学モデルをとると、本人の不適切な言動を単に免罪することになってしまうのではないかという懸念をする人もいます。たとえば、前述したクリタさんなどは、虐待されて育ったのだからあたりまえ、ということになってしまい、クリタさんが女性を傷つけていることも正当化されてしまうのではないか、という懸念です。実際に、虐待をする親も、DVをする男性も、トラウマを抱えている人が多いですから、それらがすべて「病気の症状」として正当化されてしまうのであれば、被害者は救われないではないか、と思う気持ちもわかります。

しかし、「医学モデル」が言いたいことはそういうことではありません。「医学モデル」は「病者の役割」とセットです。その役割においては、病気の症状には責任を負わない代わりに、自分の病気を認め、治療を受ける義務が生じます。ですから、たとえばクリタさんの場合でしたら、自分の対人関係のパターンが病的なものであることを認め、病気の治療を受け、自分にとっても相手にとっても満たされた関係を持てるように努力する、ということが役割となります。単に、「自分は病気なのだからしかたがない」と開き直ることとは違うのです。

そういう意味では、「病者の役割」をとらないほうが開き直りにつながる危険性があると思います。「自分は虐待されて育ったのだから、人を信じられないのはあたりまえ」というところにとどまってしまうと、人生を生き直すことができない以上、いつまでもクリタさんのようなパターンが正当化されてしまいます。まさに、虐待の連鎖につながってしまうのです。しかし、自分が虐待されたこと、そしてその結果、一つの病的なパターンに陥っていることを認め、それに対して治療的な努力をしていけば、「自分は虐待されて育ったのだから、人を信じられないのはあたりまえ」から一歩進んで、「自分は虐待されて育って、その結果病気になったけれども、治療を通して、自分の本来の力と幸せを取り戻すことができた」ということになるのです。クリタさんが心から求めている温かい家庭は、そんなプロセスの中でなければ手に入らないものではないかと思います。このテーマについては１７６ページもご参照ください。

対人関係療法の考え方：四つの問題領域

対人関係療法では、現在の対人関係に注目していきます。そして、現在進行中の対人関係のやりとりやできごとと、気持ちや症状との関連に注目しながら治療を進めていきます。トラウマ治療の場合もこの基本は同じで、トラウマ体験そのものではなく、トラウマの結果としての現在の対人関係に注目し、そこにどれほどトラウマが影響を与えているかを認識しながら対人関係の質を改善していく、という方向性をとります。そして、現在の対人関係の中で、「自分、身近な人、世界への信頼感」を取り戻していくことが、結果としてトラウマ治療につながることになります。

実際の治療では、「悲哀」「役割をめぐる不一致」「役割の変化」「対人関係の欠如」という四つの問題領域のいずれか該当するものを選んで治療焦点とします。

注目する対人関係は、特に身近な人たち*とのものです。

✤悲哀

身近な人を亡くした後の悲しみのプロセスがうまく進まないことが病気につながっている場合に治療焦点として選ばれます。トラウマの場合、トラウマ体験そのものが、身近な人を失うというものだった、という場合もあり、通常の死別に比べるともちろん乗り越えにくくなります。研究データからは、自然死であれ人為的な死であれ、突然の予期しなかった死別の場合、9～36%の人がP

*専門的には「重要な他者」と呼ばれる

TSDになるということが示されています〔文献12〕。生き残った自分についての罪悪感などが強く出てくる場合があることも特徴的です。

一般に、私たちは、身近な人を亡くすと、「悲哀のプロセス」を踏みます。これは、「悲嘆」「喪の仕事」などとも呼ばれるものですが、人を亡くした悲しみを癒し、また暮らしていくために態勢を立て直すための一定のプロセスです。

身近な人が亡くなったことを知ると、まず、「信じられない」という気持ちになり、死そのものを認めたくない、という「否認」の時期が最初に訪れます。やがて亡くなったという事実に直面すると、深い悲しみや複雑な気持ちがわき起こってくる「絶望」の時期に入ります。「あの人を失った自分は生きていけない」「自分の人生にはもう何の価値もない」という絶望です。この時期には、悲しみ以外にもいろいろな気持ちが起こってきます。罪悪感、後悔、怒り、不安、「もう悪いことはしませんから、あの人を返してください」と神様と取引するような気持ちなど、本当にさまざまな気持ちが起こるものです。

この「絶望」の時期を抜けると、「脱愛着」と呼ばれる時期になります。悲しみはまだ続くけれども、「あの人を失った自分は生きていけない」というほどには亡くなった人にしがみつかなくなり、現在の生活や現在の人間関係に心を開けるようになる時期です。この時期になると、現在の生活に合った形で、活動や人間関係を再構築し始めることができます。

この「悲哀のプロセス」には通常数ヵ月を要します。この時期は、傷ついた心を癒すのに必要な時期です。実生活の活動性が落ち、自分の感情を中心に数ヵ月間暮らすことによって、心の傷が癒え、現在の生活を生きていくための態勢が整っていくのです。

ところが、人によってはさまざまな事情によって「悲哀のプロセス」を通り抜けることができないことがあります。すると、生々しい傷は癒されることなく常に抱えていることになりますし、現在の生活に合った形で人間関係などが再構築されていませんので、うつ病などの病気につながっていきます。

死別体験がトラウマとなっている場合、「悲哀のプロセス」はさまざまな形で影響を受けます。たとえば、「どうしてこんなことに？」という感じ方のまま、「否認」で止まってしまうこともあります。「回避・麻痺症状」の結果として、「悲哀のプロセス」に入ることができない人もいます。

あるいは、「絶望」の時期において、「気持ちを感じきって通り抜ける」ということができなくなる場合があります。トラウマは、どんなものでも、「自分への信頼感」を揺るがすものですが、特にトラウマ体験の中で誰かが亡くなったという場合には、自分が生き残ったことについての罪悪感が強く出てくることも少なくありません。また、これもトラウマに特有の感じ方ですが、実際には自分に何の責任もないようなことについても罪悪感を覚えることが多いのです。たとえば、交通事故で家族を亡くしたというようなときに、「なぜ自分は出かけるのを止めなかったのだろうか」「なぜ自分は免許を取るのを許可したのだろうか」などと自分を責める、というようにです。

このように自分を繰り返し責めていると、どうしても「悲哀のプロセス」は複雑化して長引いてしまいます。そんなときに、気持ちに寄り添ってくれる他人がいると、経過はずっと違ってきます。もちろん、他人が何と言おうと自責は続くのですが、今生きている人と生のやりとりをすると、必ず気持ちが動きますので、ただただ自分を責め続ける悪循環からはだんだんと抜け出していくことができるのです。

精神的な問題だけでなく、物理的に「悲哀のプロセス」に浸っていられない、ということもあります。育児や経済的な負担のために、文字通り「悲しんでいる暇がない」という状態になると、「悲哀のプロセス」がお預けになってしまうのです。また、死別が事件や事故によるものであった場合には、対外的にもいろいろと対処しなければならないことが出てきますので、やはり「悲哀のプロセス」どころではなくなってしまうこともあります。事件の被害者遺族にマスコミが殺到することは社会的な問題になっていますが、このようなプロセスを考えれば、どれほど有害なことかがわかると思います。また、そんなやりとりの中で深く傷つけられてしまうと、それだけ「悲哀のプロセス」も複雑な影響を受けてしまいます。

対人関係療法の場合、亡くなった人との関係や、亡くなった前後の状況を、安心できる治療環境で振り返ることによって「悲哀のプロセス」を進めると同時に、現在身近にいる人たちとの関わりに注目することによって、現在の生活にあった対人関係を作っていく、ということもしていきます。

たとえば、複数いる子どものうち一人を失った、というような場合、親がそのトラウマにとらわれ続けると、残された子どもが、自分には価値がないように寂しく感じ、希望を失ったり罪悪感を持ったりすることもあります。そのような状況においては、失った子どもとの関係を振り返ると同時に、生きている子どもたちとの関わりに目を向け、その中で自分が必要とされていることを感じ、また、自分が果たせる役割を実感することによって、生き残った自分についての罪悪感が減じていく、ということもあるのです。もちろん、そうやって関わりを持つことは、生き残っている子どもたちにとっても直接のプラスになります。

トラウマの場合、どうしても「自分への信頼感」が失われていますので、現在生きている人たちとの関わりの中で「自分への信頼感」を取り戻すことも重要な側面なのです。それは現在の人間関係を回避し、トラウマのみに生きているような場合には不可能な次元のことです。

死別がトラウマ体験になっている人の場合には、ぜひ、治療を受けていただきたいと思います。話をするのも怖いと感じられると思いますが、安心できる場で話を聞いてもらうだけでもだいぶ違いますので、カウンセリングでも役に立つでしょう。もちろん最初から全てを話す必要はなく、まずは様子を見て、どんなカウンセラーかを知るだけでも十分だと思います。

✜役割をめぐる不一致

身近な人との間の不一致が絶望的な状況になっており、そのことからくる無力感や絶望感がいろいろな領域に広がって病気につながっている場合に治療焦点として選ばれます。第7章で詳述します。

✜役割の変化

生活上の変化にうまく適応できていないことが病気につながっている場合に、治療焦点として選びます。第6章で詳述します。

✜対人関係の欠如

うつ病に対する対人関係療法の場合、「対人関係の欠如」は、以上の三つの領域のいずれもあてはまらない場合に選ばれるということになっていますが、実際にはほとんど選ばれることはありません。

ロバートソンらは、この問題領域の代わりに、68ページで述べた「対人過敏」を採用することを提案しています。本書では、「対人過敏」を問題領域として考えるよりも、トラウマを持つ人に共通する症状としてとらえ、治療の全体に反映させるという考え方をとることにします。

また、91ページで触れたタルボットらは、子ども時代のトラウマを持つうつ病患者に対する対人関係療法において、「対人パターン」を第五の問題領域とすることを提案しています。しかし、「対人パターン」は他の問題領域（「役割をめぐる不一致」など）との組み合わせで用いられることが多いもので、やはり症状の特徴として治療の全体に反映させることができると考えられます。

PTSD以外の病気の治療

　トラウマの結果として発症する病気には、PTSDの他、うつ病、摂食障害、アルコール・薬物依存などがあります。また、社交不安障害などもトラウマに関連して起こってくることがあります。いずれに対しても、効果的な治療法として位置づけられているのは、抗うつ薬による薬物療法、認知行動療法、対人関係療法などで、それぞれの病気によって推奨順位は異なりますが同様の治療となっています。

　それぞれの病気の治療については、本シリーズ既刊『対人関係療法でなおす　うつ病』『対人関係療法でなおす　社交不安障害』、また拙著『拒食症・過食症を対人関係療法で治す』（紀伊國屋書店）なども参考になると思います。対人関係療法の場合、現在の対人関係に焦点をあてることや、四つの問題領域のいずれかを選ぶことなど、どの病気の場合でも共通します。

　いずれの病気の治療を行う際にも、本書で述べるようなトラウマ症状は頭に置いておいたほうが役に立つと思います。たとえば診断はうつ病であっても、感情コントロールの障害などトラウマ関連の特徴が見られる人は少なくありません。子ども時代のトラウマを持つうつ病の人に対する対人関係療法を研究しているタルボットら（前述）も、トラウマ関連の特徴を考慮に入れた修正をしています。

第6章　トラウマを「役割の変化」として考える

役割の変化

対人関係療法で治療焦点とする問題領域の一つに「役割の変化」があります。これはいろいろな形で役に立つ考え方ですし、特にトラウマを理解するためには重要なので、説明していきましょう。

私たちの人生には、さまざまな変化があります。自分の身体にまつわる変化（思春期、妊娠、出産、加齢、怪我、病気など）もあれば、社会的な変化（転居、転校、就職、異動、転職、結婚、離婚、引退など）もあります。ある変化がその人にとってどういう意味を持つかは人によって異なりますし、その人のそのときの状態にもよります。どんな変化でも人間にとってはストレスで、適応を必要としますが、うまく適応できないとさまざまな健康問題につながっていきます。うつ病などもその典型例の一つです。

対人関係療法では、そのような変化を「役割の変化」と呼びます。「役割」という言葉はわかりにくいかもしれませんが、簡単に言えば、社会における自分の立ち位置や、身近な人との関係性が変わるような変化、と考えていただければよいと思います。私たちは、社会において、そして、身近な人間関係において、何らかの役割を果たしているのですが、自分の立ち位置が変わるということはその「役割」が変わるということだからです。

「役割の変化」のときの感じ方

20ページでもお話ししましたが、私たちは、ふつうに暮らしているとき、「まあ、何とかなるだろう」という感覚を無意識のうちに持っています。実はこれから何が起こるかということを誰も知りませんし、もしかしたら次の瞬間には本当に悲惨なことが起こるのかも知れませんが、健康な人はそんなことをいちいち心配して暮らしているわけではありません。これから何が起こるかわからないとしても、「まあ何とかなるだろう」と思っているのです。これは、「自分、身近な人、世界への信頼感」を反映したものです。つまり、「自分は何とかできるだろう」「他人は何とか助けてくれるだろう」「まあそんなにひどいことも起こらないだろう」――というような感覚なのです。

健康に生きていくためには、この「まあ、何とかなるだろう」という感覚がある程度必要です。そうしないと、「次にどうなるかわからない」「怖くて先に進むことができない」ということになってしまいます。

「役割の変化」に直面すると、「まあ、何とかなるだろう」という感覚が一時的に失われます。それまでの「まあ、何とかなるだろう」という感覚は、慣れていた今までの役割にもとづくものであったため、新たな役割の中で「まあ、何とかなるだろう」と思えるようになるために一定のプロセスが必要だからです。

「まあ、何とかなるだろう」という感覚が失われると、「自分はやっていけるのだろうか」「自分は何をしたらよいのだろうか」という不安を強く感じたり、「とてもやっていけない」と圧倒される気持ちが起こったりします。これは一種の「遭難状態」です。それまでは、古い役割の中で自分が歩くべき道を知っていたので、「まあ、何とかなるだろう」と思っていたのですが、役割が変わると、歩くべき道を見つけ直さなければならないので、それまでは「遭難状態」ということになるのです。「役割の変化」を乗り越えるということは、歩いていくべき道を再び見つけ、「ここを歩いていけば大丈夫」と思えるようになるということです。

「役割の変化」は、要は一つの「乗り越えるべき変化」にすぎないのですが、適応がとても難しいときには、「永遠の喪失」「乗り越えることが不可能な困難」のように感じられるものです。

トラウマという「役割の変化」

トラウマも一つの「役割の変化」と言うことができます。明らかに、社会における自分の立ち位置や身近な人間関係の性質が変わります。たとえば何らかの事件に遭遇したのであれば、それまでの「特に危険のことなど考えずにふつうに暮らしていた役割」から、「社会の危険を知りながら暮らす役割」に変わります。人から裏切られたということであれば、それまでの「誠実につきあっていればば人をふつうに信頼できた役割」から、「人は裏切りうるということを知りながら人づきあいをする役割」に変わるでしょう。

それぞれの新しい役割である「社会の危険を知りながら暮らす役割」や「人は裏切りうるということを知りながら人づきあいをする役割」において、「まあ、何とかなるだろう」という感覚をもってやっていけるようになると「役割の変化」を乗り越えたということになりますし、トラウマからの回復ということになるのですが、実際にはその適応は簡単なことではありません。

「社会の危険を知りながら暮らす役割」「人は裏切りうるということを知りながら人づきあいをする役割」に適応できないということは、つまり、安全な暮らし方、安全な人づきあいのしかたがわからないまま、緊張と不信の毎日をすごす、ということなのです。これがトラウマという現象だと言えます。

トラウマ体験は、「役割の変化」の中でもその「変化」の度合いが激しいものです。単なる遭難というよりも、ふつうに人生を歩いていたところ、突然足下が地割れして叩き落とされた、という感覚に近いものです。落ちた直後は、自分に何が起こったのかもよくわからないでしょう。「落ちた」ということがわかってからも、自分がどこにいるのか、どちらの方向に向かって進んだらよいのかわからず、そもそも、歩き始めてもまた足下が地割れするのではないか、と全く安全を感じられない状態になってしまうのです。トラウマ体験をするとそこから時間が止まってしまったように思う人が多いのですが、それは、突然地割れがして突き落とされて途方に暮れている様子を考えれば、理解しやすいものです。

しかし実際には、いろいろなことを整理していくと、道を見つけることができます。それも、前の道がなぜ地割れしたのか、という理由もある程度知ることができると、今度は落ちないように生きていくということも考えられます。また、落ちたとしても同じように立ち直ることができると知ることは大きな力になります。

トラウマは「心的外傷」と訳されますし、多くの人が「傷」と認識していますが、「ついてしまった傷」というよりも、「乗り越えるのが難しい役割の変化」と考えたほうがすべきことも明らかになりますし、自分が傷物になったわけではない、ということを理解できると思います。

「役割の変化」を難しくする条件

✤変化を境に、身近な人たちの支えがなくなる

「まあ、何とかなるだろう」という感覚を支えてくれる重要な因子が、身近な人による支えです。これは身近な人への信頼感のみならず、自分や世界への信頼感にもつながっていきます。身近な人

たちに支えられると私たちは自分を信じることができますし、身近な人たちを通して世界を見ているからです。

トラウマ体験をすると、身近な人たちとの関係性が変わることがとても多いです。トラウマ体験そのものが、親しい人を失うという形で起こることもあります。これは、身近な人を自殺などで突然失うという形をとることもあれば、身近な人に裏切られるという形をとることもあります。

また、「打ち明けにくい」というトラウマの性質によって、それまでは支えてくれていた人たちとの関係性が変わってしまうことも少なくありません。たとえば、性被害などはもっとも打ち明けにくいことの一つですし、それ以外にも、ふつうの人が体験しないようなことはなかなか打ち明けられません。あるいは、打ち明けた結果、「どうしてもっと注意しなかったの」と言われて傷ついたり、「くよくよしないで早く乗り越えて」と言われて悩んだりした結果、結局誰にも話せずに孤立してしまうようになる……ということもあります。

身近な人が同時に「役割の変化」を経験している最中だということもあります。家族に起こった事件の場合には、自分だけでなく家族のそれぞれが「役割の変化」に直面します。また、家庭外で起こったことであっても、それが事件性をともなったりすることであれば、「自分の家族がひどい目に遭った」というトラウマ体験にもなりうるのです。身近な人も「役割の変化」を経験していると、関係性は間違いなく変わるでしょう。それまでの安定した関係性が失われることが多いです。

トラウマ体験は、基本的には孤独の体験です。トラウマ体験そのものの衝撃だけでなく、そのとき

に自分が全くひとりぼっちだと感じることも重要な特徴です。

ここまでにご紹介してきたすべての症例が、全く一人でトラウマを体験しています。69ページでご紹介したモモコさんのように、トラウマとなったできごと（パワー・ハラスメント）を夫が知っていてサポートしてくれている場合であっても、「女はこれだから」と言われた、という肝心の部分のトラウマは、夫に打ち明けることもなく、全く一人で対処しています。また、55ページでご紹介したタケオさんの場合も、少年がナイフで斬りかかってきたという事件は皆が知っていましたが、その中でタケオさんがどれほどの衝撃を受けたか、という主観的な部分は、誰にも知られることなく、ひとりぼっちで体験していたのです。

サクラさんやウメノさんなど子ども時代に虐待されていた人たちに至っては、トラウマ体験どころか、今までの人生を精神的には全く一人で生きてきています。

✜変化の中で起こる感情が強すぎてコントロールできない

自分の感情が強すぎてコントロールできないと感じると、「自分への信頼感」を失います。自分が大丈夫だとは思えなくなり、自分はどうなってしまうのだろうと怖くなります。トラウマは強い恐怖や怒りなどを伴うことが多く、その圧倒的な感情が怖いために思い出すことを回避したりすることになります。思い出すことを回避すると、「慣れる」ということができなくなり、トラウマ体験を乗り越えることがそれだけ難しくなります。

また、「慣れる」という意味だけではなく、「役割の変化」を乗り越えるためには、自分の感情にふれることに大きな意味があります。「役割の変化」という「遭難状態」から立ち直るためには、自分の現在位置を知ることがとても大切だからです。自分の現在位置を知るとはどういうことかというと、「今起こっていることが、自分にとってどういう意味があることなのか」を知るということです。自分にとってどういう意味がある体験をしているのかを知ることができれば、そこでやっていくべきことも整理されてくるものです。

「今起こっていることが、自分にとってどういう意味があることなのか」を知るための重要な手がかりになるのが、自分の気持ちです。変化の時には本当にさまざまな気持ちが出てくるものですが、「こんなに不安なのは、これから新しいことをしようとしているからだな」「こんなに悲しいのは、今までやっていたことが懐かしいからだな」「こんなに頭に来るのは、突然こんなことが起こったからだな」ということを一つひとつ確認していけば、遭難しないで変化を前に進んでいくことができます。つまり、変化の中で起こる全ての気持ちを、「こんな時期にはあたりまえの気持ち」と肯定していくことが大切なのです。ところが、気持ちにふたをしてしまうと、自分の現在位置がわからなくなってしまい、道に迷ったままということになってしまいます。

また、人間は、気持ちを共有していくことで、他人とのつながりを作っていくものです。変化の中で起こる気持ちを他人に打ち明けていくことは、身近な人に支えてもらえるようになるという点からも、とても重要な意義があります。しかし、その感情がただ強く相手にぶつけられてしまうと相手との関係が悪化しますし、そうなることが怖くて対人関係を避けてしまうと孤立につながってしまいます。

✤変化によって難しいことを要求されるようになる

変化によって生活環境がガラリと変わってしまうようなときには、それだけ対処が難しくなります。たとえばある事件の被害に遭ったりすると、それにともなって対処しなければならないことが増えます。人から「かわいそう」という哀れみの目で見られること、事件被害者として注目を浴びることなどは、いずれもそれまでには必要のなかった対処能力を要求するものです。

親の自殺などの場合には、その一件を機に生活環境や経済状態まで変わることがあり、とても大きな変化を乗り越えなければならなくなります。

仕事の中で起こった事件や事故のためにその仕事に復帰できなくなる、というような場合にも難しいことが要求されますし、その変化の中で身体に障害が残ったりすると、新たに要求されることが格段に増えることになります。

トラウマの場合、要求される難しいことの中には「トラウマ症状と共に生きる」ということもあります。本書ですでに述べてきたように、トラウマ体験をすると、ふだんは経験しないような激しい症状が起こってきます。症状として認識し対処法を知れば何とかなる症状であっても、正体がつかめないうちはただただ圧倒的なものとして、本人をふり回してしまいます。

✤自尊心の低下

その変化が自尊心を低下させるような性質のものだと、それだけ乗り越えるのは難しくなります。その最たる例が性被害でしょう。自尊心は低下どころかゼロになってしまうような体験です。それ以外にも、対人トラウマは全般に自尊心を低下させます。それは「結果として」ということだけでなく、トラウマ体験の発生に自分が何らかの責任を負っていたように感じるという特有の感じ方のためでもあります。性被害やいじめなど、実際には本人に何の責任もないことがほとんどですが、加害者や周囲の人の態度も手伝って、「自分が引き起こしたことではないか」「自分に問題があったから起こったことなのではないか」という感じ方をするのが、対人トラウマの特徴です。

変化の結果としてそれまで自分のアイデンティティであった仕事をやめなければならないような場合、変化の結果として経済状態が大きく悪化するような場合なども、自尊心の低下につながりやすいものです。

55ページでご紹介したタケオさんの場合は、自らのトラウマ反応が、「男らしい自分」というアイデンティティを直撃して、自尊心を低下させることになりました。少年に斬りかかられたくらいで怯えてしまう自分が許せなかったのです。

「役割の変化」の治療の中でやっていくこと

このように見てくると、トラウマという「役割の変化」に対してやっていくべきことがわかると思います。トラウマが「永遠に残る傷」ではなく、「新たな役割への適応のプロセス」だと考えるだけでも、やるべきことが整理されてくると思います。そして、自分の感情を肯定していくことと、身近な人に支えてもらうことが重要なのは、それ以外の「役割の変化」と変わりません。しかし、トラウマ症状があると、「脅威のセンサー」がすぐに作動してしまいますので、感情を見つめることも、身近な人に支えてもらうことも、どちらも難しくなります。そのことを頭に入れながら、治療も活用して、安全な環境を作っていくことが必要です。周りの人にできる工夫については第8章で後述します。

症例

タケオさんの治療では、まず、タケオさんに起こっている現象が、「女々しいこと」ではなく、PTSDという病気の症状なのだということを明確にしました。どれほど「男らしい」人であっても、実際に命に関わるような体験をすれば自動的に起こる反応であり、それを積極的に認めないと、むしろタケオさんのように症状が長引いてしまうのだということを説明したのです。「どれほど男らしい人であっても、ナイフで刺されれば血が出るし、それを認めて処置しなければ傷が化膿して悪化するでしょう」という説明で、タケオさんは納得することができました。

タケオさんの次の課題は、妻にＰＴＳＤの説明をすることでした。ＰＴＳＤについて自分で説明できるように治療の中で何度か練習し、説明のためのメモも作り、タケオさんはようやく妻に説明することができました。妻は熱心に耳を傾け、「あなたの病気が治るように、私にも協力できることを先生に聞いてきてください」と言ってくれました。また、「あれだけの事件に遭って、命もとられずに、こうやって治せる病気ですんだことには感謝しなくちゃいけませんね」とも言いました。あの程度のことで女々しい反応をしていると自分を責めていたタケオさんは、妻が「命をとられる」ことと比較してくれたことにもほっとしました。

次に、タケオさんは、少年野球を一緒に教えていた親友にも話をすることに決めました。実は、「面倒くさい」という理由で少年野球を突然やめてしまったタケオさんに対して親友は「お前がそんなにいい加減な奴だとは知らなかったよ」と怒りを露わにしており、タケオさんはそのことを気に病んでいました。タケオさんの現在の生活を立て直していくことを考えたときに、事件前の生活でもっとも楽しかった時間は、親友と一緒に少年野球を教えたり、遊びに行ったりしたことだった、とタケオさんはふり返っていました。今のタケオさんは、そんな楽しい時間は永遠に失われたと感じていましたが、どの程度可能性があるのか、親友に確認してみることになったのです。

妻のときに成功していたので、前よりは少ない勇気で、タケオさんは親友にＰＴＳＤのことを打ち明けてみました。すると親友は本当に嬉しそうな顔をして、「ああよかった。病気だったのか。

俺はお前に愛想をつかされたと思って、本当に落ちこんでいたんだよ。やけ酒ばかり飲んでいたよ。病気でよかった」と言ってくれました。そして、「お前は気を遣われるのが嫌いだと思ってあまり言わなかったけど、例の事件のことは心配していたんだ。何ともないから変な奴だと思っていたけど、やっぱりお前も人間だったんだな」と笑ってくれました。タケオさんは本当にほっとして、この人は本当に自分の親友だと再確認する思いでした。親友は、少しずつタケオさんの「社会復帰」につき合うと約束してくれました。まずは、あまり少年がいないような場所に一緒に出かけて楽しい時間を持とう、と言ってくれました。

妻と親友から自分が受け入れられているのを実感し、また、症状について知ってくれた二人が、無理のない範囲でタケオさんの生活に楽しみを増やしてくれるようになったため、タケオさんはだんだんと自分に自信がついてくるのを感じました。再び、人生を楽しめるような気がしてきました。親友の助けも得て、徐々に、少年がいるような場所にも出かけるようになりました。最初のころこそ胸が苦しくなりましたが、「何かがあったら親友が助けてくれる」と自分に言い聞かせることで、乗り越えていきました。職場においては、以前のように無防備にふるまえないことが続きましたが、それもよく考えてみれば警備員としてはあたりまえの保身だということに思いあたり、もう自分の病気は治ったのだと感じることができました。

◆　◆　◆

マツコさんの治療でも、同様に、トラウマ体験を母親に打ち明けるところから始めました。まず母親に打ち明けたのは、母親のほうがまだ理解してくれそうだったからです。母親はさすがにショックを受けたようでしたが、マツコさんが現在どれほど苦しんでいるかを知ると、涙を浮かべて、「今まで言えなくて辛かったでしょうね」と言ってくれました。母親は自分から父親に話してみると言ってくれました。マツコさんの父親はカッとしやすいところがあるので、母親も、この話を聞いたときに父親がどんな反応をするか、心配だったのです。母親が話してくれたので、父親も心の準備ができたらしく、自分からマツコさんに「困ったことがあったら何でも言ってきなさい」と言ってくれました。両親に受け入れられたことは、思った以上にマツコさんに良好な影響を与えました。

治療の中では、マツコさんのさまざまな感じ方をＰＴＳＤの症状として認識していきました。そして、それらは症状なので自分を責める必要は全くないことを理解しながら、女友達など、安全そうな人から関係を再開することを計画しました。

✤　✤　✤

「危険な人」の見分け方

タケオさんやマツコさんは、身近な人にトラウマ体験を打ち明けることで大きな安心感を得ることができ、それ以外の人間関係も立て直すことができたケースです。

しかし、アンズさんの場合には、「人が詮索する」という、より社会生活に関わるテーマに「脅威のセンサー」が働いてしまっていたため、いろいろと工夫が必要でした。というのも、実際に詮索したがる人は世の中にいるわけであり、その中で安全に生きていかなければならないからです。

まず、アンズさんと一緒に、詮索したがる人と、そうでない人の見分け方を考えました。人はとりあえず何かの質問をしてくるのですが、それは必ずしも詮索したいからではなく、単に相手への関心を示す社交術ということもあります。「お仕事は何をされているのですか？」という質問も、本当に詮索したがって聞く人もいれば、「今日はよい天気ですね」というのと同程度の会話のとっかかりにすぎない人もいます。前者のタイプの人は、今のアンズさんにはたしかに脅威なのですが、後者の人であれば、関わりを持つことができるでしょう。自分を危険にさらさずに、それを確認するにはどうしたらよいか、ということを話し合いました。

こんなときに役立つのが、「自分からは何も情報を出さない」というやり方です。たとえば、相手が「顔色が悪いけれども、どうしたのですか」と聞いてきたら、自分の事情を話すのではなく、「ああ、顔色が悪く見えますか」という程度に答えるのです。こうすれば、相手を無視しているわけではないので、失礼にはなりませんが、自分の情報を何も提供していないので安全です。「お仕事は何をされているのですか」と聞かれたら、たとえば「ふつうの会社員です」という程度に答え、「どんな内容の？」と聞かれたら「まあいろいろ」という程度に答えるのです。相手が詮索目的でなければ、このあたりで会話は落ち着くか、別の話題に流れるでしょう。それ以上相手が仕事についてしつこく聞いてくるのであれば、本当に警戒すればよいということになります（本当に警戒が必要な場合でも、「まあいろいろ」「ふつうです」と答え続けるだけで、その場をやりすごすことはできますので、次からは接触しないようにすれば、自分を守ることができます）。

このやり方は、「脅威のセンサー」が作動するのを遅らせる効果があります。自分からは情報を出さない話し方をしているかぎり自分は安全だ、ということがわかっていれば、その間は「脅威のセンサー」が作動しないですむのです（実際には、全く作動しないということはありませんが、フル回転はしないですみます）。

こんなつき合い方をしていれば、こちらが嫌がる話題には入ってこない、ほどよい距離感の人を見つけることができますし、そういう人とはもっと親しくなれるでしょう。

以前のアンズさんは、聞かれたことには無防備に答えていました。だから、詮索したがる人たちの要求にそのまま応えてしまい、結果として自分を危険にさらしてしまったのです。ここからは、本当に信頼できる人だけに自分のことを話し、それ以外の人には、「自分からは情報を出さない」というやり方、また、「相手に合わせて出す情報のレベルを調整する」というやり方をしていくことができます。これが、今回のトラウマ体験という「役割の変化」を通して必要とされるようになった新しいやり方だと言えます。

このやり方を採用することによって、あらゆる人を脅威と感じる世界から、脅威でない人もいる世界へと、アンズさんが暮らす世界は変わったのです。それ自体が、自由な広がりを感じさせる変化ですし、「世界は基本的には安全な場所だし、脅威があるときには自分で察知してコントロールすることができる」と知ることによって、「世界と自分への信頼感」を取り戻すことになったのです。こうして、アンズさんにとっての「戦時下」は、ようやく終わりを迎えることになりました。そして、「社会は理不尽なところ」という感じ方も、徐々にやわらいでいくことになりました。

「まあ、何とかなるだろう」という感覚を取り戻す工夫

職場の異動などトラウマ以外の「役割の変化」に適応していく際には、新たな役割のプラスの側面を考える、ということも有効です。自分がただ変化に翻弄されるだけの立場ではなく、変化を活用することもできるのだ、と知ることは、遭難状態から脱することにつながるからです。

しかし、トラウマ体験の場合には、新たな役割のプラスの側面と言われても、思いつかないでしょうし、そもそもそういう視点そのものが不愉快に感じられると思います。

そんなときには、「それでもコントロールできること」を探すことで、自分への信頼感を回復していくことができます。たとえば、すべてが変わってしまったように思われるときでも、一つだけでも日常の習慣を続けておくとだいぶ違います。

実際には、強烈な「役割の変化」に直面すると、人は、自分に何かができるということを忘れて

しまいます。たとえば、再体験症状も、意識してゆっくりと呼吸したり身体を動かして緊張をほぐしたりすることによってある程度コントロールできる人もいるのですが、あまりにも無力感が強くなってしまうため、そんな工夫を考えようという気も起こらなくなってしまうのです。

日常の習慣を続けてみるということは、自分の力に気づく機会にもなります。17ページで述べましたが、小さな衝撃に対して私たちが気分転換をしてみることが、これにあたります。大きな衝撃の時にはさすがに気分転換で乗り越えられるほど簡単ではありませんが、少しでも自分の力にふれることは、「役割の変化」を乗り越えるうえでの力になります。

また、小さなことでも自分で選んでみる、ということも有効です。トラウマを受けると、自分には何かを選択する力があるということも忘れてしまいます。選択という概念すら忘れてしまい、ただ無力感と絶望感、コントロール不能な恐怖にふり回されて生きていくしかない、と思ってしまいます。そんなときに、大きな選択はできないとしても、何を食べるかとか、ものをどこに置くか、ハンカチはどれを選ぶか、などという小さな選択をすると、自分の力を感じる機会が増えるという人も多いものです。

◆　◆　◆

本章では主に「役割の変化」としてのトラウマについて見てきましたが、すでにトラウマ症状がある人にとって、社会生活上の変化（就職、転職、異動など）や身近な人間関係の変化（恋人ができる、結婚する、など）という「役割の変化」への適応は、トラウマ症状がない人に比べて難しくなるでしょう。そんなときには、症状による影響をよく認識して、「なぜ自分はこの程度のことができないのだろう」という自責的な感じ方から脱する必要があります。そのうえで、少しずつ、「役割の変化」の際に必要なことをしていけばよいのです。何と言っても、身近な人による支えは重要ですから、自分のトラウマ症状を打ち明けて、どれほど大変な「役割の変化」を乗り越えているかを共有しておくことは力になります。トラウマ症状をお互いに認識することのメリットは、何度繰り返しても言いつくせないくらいです。次章で、さらにお話ししていきます。

第7章 役割をめぐる不一致

「役割期待」というものの考え方

対人関係療法では、あらゆる対人ストレスを「役割期待のずれ」として見ます。「役割期待」という言葉がわかりにくければ、「私たちが相手にやってほしいと思っていること」と考えていただいても結構です。

私たちはあらゆる人に対して何らかの役割を期待しており、その期待が満たされないときにストレスを感じます。たとえば、よく知らない人からなれなれしくされると不快に思いますが、それは、「よく知らない人」という役割を期待している相手が実際には違うことをしたからです。

私たちが人に対してストレスを感じるときは、大きく分ければ、「してほしいことをやってくれない」というケースと「してほしくないことをされてしまう」というケースがありますが、いずれも「役割期待のずれ」として理解することができます。

また、相手が自分に期待することが自分もやりたいことであれば、ストレスは感じませんが、相手が自分に期待することが、自分はやりたくないことであったり、自分にはできないことであったりすると、ストレスにつながります。

このように見てくると、あらゆる対人ストレスを「役割期待のずれ」として見ることができると理解していただけると思います。

対人ストレスを「役割期待のずれ」として見ると、行きづまっていたものが解決可能な広がりを見せます。私たちは「あの人がストレスだ」と感じるとき、相手への役割期待をきちんと整理していないことも多く、ただ「嫌だ」と感じていることも多いものです。相手への役割期待を整理してみると、自分が実に混乱した期待をしていることがわかる場合もありますし、「そもそもあの人にはそんなことができるわけもない」と冷静に理解できることもあります。

また、自分が相手に期待していることを相手は知っているのか、というコミュニケーションの観点から見ることもできます。相手から自分に期待されている役割についても同様で、自分が思いこんでいることと、相手が本当に期待していることが違う場合もありますし、じっくりとコミュニケーションしてみることによって、期待の形をより現実的なものに変えることも可能になります。

トラウマ症状による「不一致」

トラウマ症状は、症状として理解されないと容易に「役割期待のずれ」につながります。特に第4章で述べたような対人関係面に現れる症状は、そのまま「役割期待のずれ」につながるものです。本書でご紹介している症例の多くにも、「役割期待のずれ」があることがわかると思います。

69ページでご紹介したモモコさんも、トラウマ症状による不一致の典型例であると言えます。モモコさんの夫は、職場の上司に怒鳴られて適応障害を起こしたモモコさんに対して、できるだけ優しくしてあげようとしていますし、それが自分に求められている役割なのだと思っています。そして、自分が優しくしてあげたときには、それなりに満足して受け止めてほしいとモモコさんに求めています。

しかし、トラウマ症状を持つモモコさんが夫に求めているのは、「女が仕事をしていることがまちがっている、という脅威を自分に感じさせないこと」なのだと言えます。ですから、夫が「優しくしてくれること」が、モモコさんの「脅威のセンサー」に触れてしまうと、その不一致が夫婦間の緊張として現れるのです。

——症　例

モモコさんの治療は、まず、トラウマ体験がモモコさんにとってどういうものであったかを明確にし、それを夫と共有するところから始まりました。専門的な対人関係療法としては、モモコさんの治療焦点は前章で述べた「役割の変化」ということになりますが、その中で主に行っていったのは、夫との不一致の解決でした。夫にはまず「モモコさんのトラウマのテーマと症状を理解する」という役割を期待したのです。

夫はモモコさんのトラウマのテーマを理解し、どういう言動が「脅威」と感じられるのかを少しずつ理解しました。また、モモコさんが不機嫌になるときは何らかの形で「脅威のセンサー」に触れてしまったのだということを認識し、どこがセンサーに触れたのかをモモコさんに確認するようにする習慣をつけました。夫はモモコさんを脅かそうという気持ちを全く持っていませんでしたから、モモコさんのセンサーに触れてしまったものについては「そういう意味ではない」ということを説明し直すようにしました。

✤　✤　✤

モモコさん夫婦の場合は、「トラウマ症状」という枠組みを与えるだけで、相互理解が進んだ例です。それはモモコさんのトラウマが比較的わかりやすく、また、モモコさんの怒りがそれほど激しく表現されなかったからだと言えます。夫は自分に期待されている役割を理解しやすかったですし、その役割は、いったん把握されれば比較的果たしやすいものだったと言えます。

79ページでご紹介したサクラさんの場合には、症状がより広い領域におよび、かつその表現も激しかったため、事態はそれほど簡単には進みませんでした。サクラさんの場合には「役割をめぐる不一致」に焦点をあてた治療をきちんと進めていく必要がありました。

症例

一度は恋人と別れたサクラさんですが、その寂しさを感じているときに恋人から謝罪があり、またつき合うようになりました。しかし、サクラさんは、いつまた暴力をふるわれるかわからないという関係性に緊張していましたし、前ほど彼のことを信頼できないと感じるようになっていました。恋人のほうも、主に暴力をふるってしまった罪悪感からサクラさんとの交際を再開しましたが、サクラさんのことを好きなのかどうかもわからなくなっていましたし、自分がいつまたコントロールを失ってしまうかがわからずに常に不安を抱えていました。何と言っても、自分の親友と「水と油」のサクラさんと、長い将来を考えることは難しかったですし、それが自分の家族など他の人との間にも起こってしまったら、自分には全くどうすることもできないと感じていました。

彼はコントロールを失いたくないため、サクラさんに対して腫れ物にさわるような扱いをすることもありましたが、それを感じたサクラさんが「私の頭がおかしいと思っているんでしょう!」「本当はもうつき合いたくないと思っているんでしょう!」「暴力をふるってしまったからしかたなくつき合っているんでしょう!」などとやつぎばやに怒鳴るため、追いこまれた彼との間が一触即発の状態になるようなこともありました。

✤　✤　✤

サクラさんの治療は恋人からの相談によって始まりました。「何とかしなければならないと思っているけれども、どうしたらよいのか全くわからない。自分がこうして彼女とつき合っていること自体、よいことなのか悪いことなのかわからない。でも、とにかく彼女に安定してもらうためにできることはしたい」というのが恋人の訴えでした。そこで、サクラさんがもっと安心して過ごせる関係性を作ろうという目標を共有して治療が始まりました。

治療の中でサクラさんのトラウマが初めて明らかになり、サクラさんの一連の行動がトラウマ症状であることを理屈としては彼も理解しました。そして、「自分の親友を信頼してほしい」「自分の親友を悪く言わないでほしい」という彼の役割期待が、トラウマ症状を持つサクラさんにとっては、そのままの形で実現できるものではないということも理解しました。

しかし、それらのことを頭では理解しても、サクラさんが親友のことを罵倒する様子を目の当たりにすると、彼はどうしても受け入れることができませんでした。治療の面接の中ですら、サクラさんが興奮して親友を悪く言うと、彼は明らかに不愉快そうな表情になりました。その顔を見たサクラさんはさらに逆上してしまいますので、これは二人だけの状況だったら容易に暴力沙汰にまで発展しそうだということが見て取れました。

「症状だということを頭で理解しても、どうしても親友を罵倒するサクラに嫌悪感を持ってしまう」と言う恋人に、サクラさんの症状をどのように理解しているのかを聞いてみました。すると、彼は「トラウマの結果として対人不信が強いから、人の欠点ばかりをあげつらうのだと思う」と言いました。「欠点ばかりをあげつらう」という言い方からは、彼が正確に理解しているとは思えなかったので、さらにトラウマ症状について話し合いました。サクラさんに、「本当の気持ちは怒りよりも恐怖なのではないでしょうか」と尋ねてみると、「その通りなんです」と答えてくれました。サクラさんにとって、親友に対して抱く気持ちは「批判」ではなく「恐怖」なのだということを明確にしたのです。

その後の話し合いの中で、彼に期待するのは「親友の悪口を受け入れること」ではなく、「サクラさんが恐怖のためにパニックになっているのだと理解すること」だということが明らかにされました。ですから、共感すべきなのは悪口の内容ではなく、恐怖に駆られているということであり、悪口の内容を言葉どおりに聞く必要すらない、ということを整理すると、彼はようやく腑に落ちたようでした。「悪口が激しければ激しいほど、怖がっているということなのですね」と言ってくれました。

そして、そういうときにどう安心させてあげるのがよいのか、ということを、サクラさんと一緒に話し合いました。サクラさんが一番希望したのは、「そういうときにはただ自分の話をじっくり聞いてほしい」ということでした。ただ受け入れてもらえば、自分は徐々におちついてくるのだということにサクラさんは気づき始めていたのです。

サクラさんが気づいたことは、トラウマの現実を考えれば、極めて理にかなったことです。サクラさんが「さらに逆上する」というときは、何らかの形で「脅威のセンサー」が改めて刺激されているということだからです。サクラさんがトラウマ症状である恐怖を「彼の親友を罵倒する」という形で訴えているときに、彼が「親友にもよいところがある」「人としてそういうことを言ってはいけない」「別の考え方ができないものか」などと言ってしまうと、間違いなく「脅威のセンサー」に引っかかってしまうでしょう。

また、彼が一緒になって動揺してしまうと、それもサクラさんの「脅威のセンサー」に引っかかってしまいます。「やっぱりそんなに怖いことなのか」と思ってしまうからです。ですから、彼にはただじっくりと話を聞いてもらうのがもっともよい対応なのだ、ということがわかってきました。話を聞く際に言葉の一つひとつに引っかかることがないように、彼は「そこで語られていることは親友についての話ではなく、危険を排除するためにめちゃくちゃに撃っている弾、というふうに考えて聞くことにする」と自分の姿勢を決めました。

もう一つ話し合ったことは、実際に親友との関わりをどうするかということでした。サクラさんはトラウマ症状の結果として恋人に「親友を家に来させないでほしい」「親友と仲よくしないでほしい」と期待していますが、それは彼にとっては受け入れられないことでした。そして、サクラさんも、恋人から親友を奪ってしまうことについては罪悪感を抱いていました。

この件については、「サクラさんのペースを尊重する」という形で考えました。トラウマからの回復全般に本人のペースを尊重することがとても大切だということを163ページで後述しますが、トラウマを持つ人は「奇襲」に弱いものです。せっかく、「自分、身近な人、世界への信頼感」をとり戻しつつあっても、奇襲を受けると、それらの信頼の大地がまた崩れてしまうのです。ですから、「突然やってくる」という彼の親友のパターンは、今のサクラさんにとっては刺激的すぎるものだと言えます。そうやっていちいち「脅威のセンサー」を作動させることには何の意味もない、ということを恋人も認めることができました。

そこで、彼は、親友にもサクラさんのトラウマを理解してもらうことによって、来る前には必ず連絡をするという約束をしてもらうことにしました。こうすれば、彼は親友とのつき合いそのものをやめなくてすむと同時に、サクラさんのトラウマ症状を刺激しすぎないですむ、ということになります。これなら彼自身受け入れられる役割だと感じました。

そして、その約束のうえで、親友が突然来たときには、例外なく帰ってもらうことにも決めました。例外を認めてしまうと、間違いなく、サクラさんに負担がかかるからです。「自分への信頼感」がないサクラさんは、突然来た親友を受け入れるかどうかを聞かれればまず間違いなく「私はかまわない」と言ってしまうでしょうし、その結果としてトラウマ症状は刺激されるでしょう。一方、もしも「帰ってもらって」とサクラさんが言ったら、それはそれで罪悪感を刺激することになります。そこで、「例外なく帰ってもらう」という決まりを作ることで、それはサクラさんの責任ではないということを明確にしたのです。

恋人が親友とよく話し合ってこのような取り決めをしてくれたことによって、サクラさんは恋人を前よりもずっと「味方」と感じることができるようになりました。そして、トラウマ症状への対処法も二人で共有できることによって、二人の関係性がトラウマによってふり回されないという自信もだんだんとついてきたのです。そんな中、恋人も、一度は見失ってしまっていたサクラさんの価値を感じるようになり、このまま一緒にやっていけそうな感覚を取り戻すことができました。

自分の感じ方を尊重し、境界線を引く

85ページでご紹介したウメノさんのような場合には、サクラさんとは異なり、相手の理解を得てトラウマを乗り越えていくということができません。ウメノさんの恋人もトラウマ体験者ですが、91ページでご紹介したクリタさんと同様、まだ自分のトラウマに気づいていませんので、今その問題に取り組むことは不適切でしょう（この点については176ページで後述します）。ですから、今のウメノさんにとって必要なことは、「相手との間にきちんと境界線を引く」ということになります。

症　例

ウメノさんの治療は、まず、自分にとっての不快を感じられるようにするところから始めました。ずっと人の顔色をうかがって生きてきたウメノさんには、「自分はどう感じるか」という視点が決定的に欠けていました。「こういうことは、ふつう、不愉快に感じるものだ」「こういうことをされ

たら怒りを感じてよいと思う」ということを伝えながら、ウメノさんの気持ちを少しずつ育てていきました。

ウメノさんは、感情的な負荷がかかると解離（44ページ）しやすい傾向にありました。本来は動揺するような状況でも、解離する結果として、「たいしたことはない」というとらえ方になってしまうのです。そういうところも、「これだけの扱いを受けたのだから、感情的にはかなりの負荷がかかっているはず。それなのにたいしたことはない、ととらえていること自体が、解離症状かもしれない」という見方をしていくことによって、本人も、だんだんと自分の症状に気づいていきました。

特に彼がひどいことをしたときには、「それは本当にひどいことだ」という認識を共有することによって、少しずつ、「彼から離れる」という選択肢を考えるようになりました。また、「そうやって彼を見捨ててしまったらかわいそうだ」という感じ方も強かったのですが、それも、「本来は彼自身が引き受けるべき問題。ウメノさんはこうして治療の中で少しずつ自分の回復と成長を感じているのだから、彼もいずれ自分の問題をそういう形で扱えるとよいと思う」という認識をだんだんと共有していきました。ウメノさんは「たしかに、私が何でも言うことを聞くことによって、彼は自分の問題を見ないですんでいるのかもしれない」ということに気づいてきました。

彼と別れることは一筋縄ではいかず、何度も進んだり戻ったりをしましたが、その中で、ウメノさんはだんだんと自分の感じ方がわかるようになり、また、彼との関係の限界にも気づくようになってきました。そして、少しずつ、「彼と別れたあとの将来」について、希望も感じられるようになってきたのです。

✤　✤　✤

ウメノさんのようなケースの治療には、それなりに長い時間が必要となります。小さいころから一度も「自分への信頼感」を持てたことがなく、それを「取り戻す」というよりも、「初めて育てる」という形になるからです。時間は長くかかりますが、基本的な考え方は同じです。自分の感じ方を大切にすること、それを指標にして自分にとって少しでも快適な環境を作ること、助けてもらえる人を見つけて助けてもらうこと、トラウマが自分にどのような影響を与えているかを知ること、トラウマ症状を認識し、症状との折り合い方を学ぶこと、自分のトラウマを悪化させるような人からは距離をとること、などをこつこつと続けていく中で、ウメノさんほどの生涯にわたる問題でも、着実に前進していくものです。

人を信頼するなど、本来は発達上ふさわしい年齢で達成しておくべきであった課題でも、後から取り組むことは可能です。ただし、そのような課題を共有できる人（治療者など）は必要だと思います。「自分への信頼感」が全くない、という状態では、「この人はきちんと成長できる」ということを信じている人が近くにいないと、なかなか前進する力を得ることができないからです。だんだんと「自分への信頼感」を取り戻していけば、自分でも自分の力と可能性を感じられるようになってくるものです。

第8章　身近な人へお願いしたいこと

トラウマの存在を認める

本章では、トラウマ体験者の身近にいる人たちにお願いしたいことを述べていきます。

その大前提となるのは、「トラウマの存在を認める」ということです。よく見られる問題としては、患者さんのトラウマに対して、「気にしすぎ」「誰にでもあること」などと言う人がいます。もちろんこれは善意の発言であることが多いでしょう。大きな傷だと思えば大きく傷つくし、たいしたことがないと思えればその傷も小さくなるはずだ、という考えによるのだと思います。

しかし実際にそのような発言はいくつかの理由により逆効果を生んでしまいます。

まず、周りの人がどう言おうと、本人がトラウマ体験をしたことは事実です。患者さんにトラウマ症状が出ているということは、トラウマがあるということです。傷があるということは「怪我をした」のであって、いくら周りが「あれは怪我をするような状況ではなかったでしょう」と言っても、傷がなくなるわけではないのと同じです。

客観的に見ればたいしたことだとは思えない、という場合でも、「客観的に見れば」ということは、トラウマを考えるうえではほとんど意味がないことです。トラウマは極めて個人的な体験です。客観的にはどうであれ、患者さんの目から見た世界ではトラウマ体験があったので、トラウマが生じたのです。そこに「気にしすぎ」などと言ってしまうと、「自分の感じ方は変なのだろうか」と、ますます「自分への信頼感」を失ってしまいます。

特に、トラウマ体験を打ち明けた直後の患者さんは、「もしかしたら自分は大げさに騒いでいるだけなのではないか」と思うことが多いものです。これは、長い間隠してきた自分の内面をさらけ出すことの怖さと、トラウマにともなう罪悪感にもよる感じ方ですが、トラウマ体験が周囲から受け入れられるまでは、そして、受け入れられてからも、患者さんの感じ方はかなりぐらぐらすることがふつうです。自分の記憶を疑ってかかるようになることもあります。トラウマ体験という遭難体験を乗り越えるためには、「自分への信頼感」を取り戻すことが重要だということを本書でも見てきましたが、このような時期には特に「大げさなどということはないはず。話しにくいことをよく話してくれた」と力強く認めてあげることがプラスになります。「気にしすぎ」と言うことは、それに逆行することになります。

また、「気にしすぎ」などと言って本人の体験を理解しない態度をとってしまうと、トラウマ体験者本人をますます孤独に追いやってしまいます。トラウマは孤独の体験だということを１２５

ページで述べました。トラウマは、体験そのものの衝撃性もさることながら、そのときに自分が孤独で無力であったということによって強烈な恐怖の体験となります。身近な人への信頼感を取り戻し孤独から脱することはトラウマ治療の大きなテーマです。「気にしすぎ」などと言うと、「わかってくれない」と、ますます信頼感を失うことになってしまいます。

トラウマが「本人の目から見た世界」で起こったのと同様に、トラウマからの回復も、すべては「本人の目から見た世界」で起こっていきます。「本人の目から見た世界」を本人にとっての現実として尊重していかないことには、トラウマからの回復に貢献することはできません。

トラウマを本人が言うとおりに認めてしまうと、かえって気にしすぎてとらわれてしまうのではないか、という懸念は多くの人が持っていると思いますが、実際には逆で、トラウマを周りが認めないと、本人はかえって気にしすぎてとらわれていく、ということになってしまいます。トラウマを周りが認めれば、少なくともその一点では「自分、身近な人、世界への信頼感」をつなぐことができ、一緒に回復への軌道に乗ることができます。

回復のプロセスが進んでくれば、トラウマ体験そのものについての本人の受け止め方も変わってきますし、トラウマ体験に前ほど振り回されないようになってきます。それは、その時点で本人が自ら気づくことに意味があるのであり、最初から「気にしすぎ」などと言うこととは全く意味合いが違うのです。

自分はトラウマについて知らないということを認める

日常的ではない、想像を超える体験をした人に対して、人はいろいろと勝手な判断をしているものです。その一つが、前述した、「たいしたことではないと言えば本人も気にしなくなる」というものでしょう。その他、トラウマ体験を何度も話すとかえって治りが悪くなるのではないか、ふれずにおいたほうが早くよくなるのではないか、励まして「前向き思考」にすれば気にならなくなるのではないか、などという考え方をする人は比較的多いものです。

あるいは、危険な目に遭った人に対して圧倒されてしまい、「どうして逃げなかったの」などとその場での本人の行為を責めるようなことを言ってしまう人もいます。

いずれも、効果的でないだけでなく、場合によってはひどい二次トラウマを作り出すことすらあります。本書を読んでいただくことで、それはある程度納得していただけたと思います。

実は、治療者という立場にある人でも、トラウマについてよく学んだことのない人は少なくありません。病気として学ばれるようになってからの歴史が比較的短いですし、特にＰＴＳＤは災害や未曾有の大事件を通して知られるようになったため、「特殊なこと」として位置づけられがちだったからです。治療者ですらその状態ですから、治療者でもない人がトラウマについてよく知らないのは全く恥ずかしいことではありません。

それまでは自分と関係のなかった難病の症状を知らなくても、それを恥ずかしいとは思わないでしょう。家族がその難病になれば初めて勉強するでしょうし、治療者にもいろいろと質問するでしょう。調べもしないで「こういうときは○○をすればよいのだ」などと決めつけないでしょう。

トラウマについても全く同じことなのです。知らないことは恥ずかしいことではありませんし、むしろ知らないと認めることで正確な知識を身につけることができます。トラウマをふつうの「傷つき」の延長と考えてしまうといろいろと誤解してしまいますが、トラウマを一つの「難しい病気」と考えていただければ位置づけがわかると思います。

病気としてのトラウマについては、ぜひ、本書などで勉強したり、専門家の話を聞いたりしてください。それは全体の骨格を作るうえでとても重要なことです。

同時に、「本人の目を通して見た世界」は、患者さん本人にしかわかりません。「こういうことを言われるとどう感じる?」などということは、どうぞ本人に聞いてみてください。

その際にはぜひ、本人の感じ方を尊重してください。「なるほど」と肯定してあげてほしいのです。前述したように、トラウマ体験も、そこからの回復も、すべては「本人の目を通して見た世界」で起こるものですから、そもそもそこでの本人の感じ方はすべてが正当なものです。それを「おかしい」と言うことは、とても不適切なことです。

その感じ方が正当なものだと認識していくことは、トラウマという「役割の変化」を乗り越えるためにとても重要なことです。そして、そうやって自分の感じ方を尊重してもらえるという体験は、「自分、身近な人、世界への信頼感」を取り戻す役に立ち、とても治療的な効果を生みます。

本人の感じ方に少しでも疑問を持ってしまうと、本人の回復を阻害することになりますし、場合によっては「脅威のセンサー」に引っかかって攻撃を受けることにもなってしまいます。

「トラウマ体験者」であることに必要以上の意味づけはしない

トラウマ症状を症状として理解することはとても大切なことですが、同時に、それが単なる病気にすぎないということを認識しておくことも大切です。

トラウマを持つ人を見ると、人は、必要以上に気を遣ってしまうことが多いものです。腫れ物にさわるような扱いをしたり、「こんな体験を乗り越えてきたのはすごい」と英雄視してしまったりするのです。こうした扱いは、実は、本人にとっては負担になるものです。「自分、身近な人、世界への信頼感」を失っているときに「特別扱い」をされることは、さらに「自分への信頼感」を損ね、孤独感を強めるからです。ＰＴＳＤの症状の一つに「他人からの疎外感」がありますが、「特別扱い」はまさに疎外される体験となります。

ですから、トラウマを持っているということについて、必要以上の「特別扱い」をしないようにしていただきたいと思います。たしかに本人はたいへんな「役割の変化」を体験している最中なのですが、「突然それまでの人生の道のりから切り離されてしまったのだから、またつなぎ直す作業は大変だろうな」ということだけ理解すれば十分で、それ以上の特殊な意味づけをする必要はない、ということです。本人は「かわいそうな人」でもなければ、「すごい人」でもなく、単に、大変なことに取り組んでいるだけの人です。

そんなことでよいのだろうか、と思われるかもしれませんが、たとえば、トラウマを体験した人にとって意外と役に立つのが、淡々とした温かい世話です。「自分はすっかり変わってしまった」「自分の人生はすっかり変わってしまった」と思っている人にとって、「変わらぬもの」は価値があります。言うなれば、「トラウマ体験をしたくらいでは変わらないもの」の価値でしょうか。これは、難しい「役割の変化」を乗り越えるうえでは、大変貴重なものとなります。

家族であれば、三度の食事をきちんと作ってあげることや、トラウマを体験した本人が行き届かない細々としたことをやってあげることは、本人の生活の秩序を作り、安心感につながります。そのように、基本的な日常生活を確保してあげることは本人の力になることが多いのです。

これは、トラウマを「なかったこと」として扱うということとは違います。トラウマを「なかったこと」として扱うということは、本人にトラウマ前の機能を要求するということになります。これは不可能なことですし、役割期待のずれにつながり、本人にとっては罪悪感をもたらす苦しい負担以外の何ものでもありません。

「変わらぬもの」というのは、役割期待が変わらないということではなく、安全な環境を作るということです。本人がトラウマを体験したくらいでは崩れない、安定した環境ということです。ですから、その中で、本人がどれほどトラウマ症状を呈しても、淡々とした温かい世話を続けるということになります。これは本人が「世界への信頼感」を取り戻すことにつながっていきます。また、日常生活の中のささやかな安定を感じることは、「自分への信頼感」を取り戻す役にも立ちます。

トラウマ症状を刺激しない話し方

トラウマに関連した感じ方には、一般に、両面があります。「あの人は私を利用しようとしている」などと他責的な面がある一方で、「そんなふうに感じる自分はおかしい」という自責的な面もあるものです。「身近な人や世界への信頼感」の喪失と、「自分への信頼感」の喪失のそれぞれを反映した感じ方ですが、いずれも苦しい感じ方を同時に強く抱えている、という患者さんの現実をよく知っておくことは重要です。

たとえば、「あの人は私を利用しようとしている」などと言われたときに「そうだね」と加担してしまうと、「やっぱり利用しようとしているのだ」と、本人の恐怖はさらに強まってしまいます。逆に「そんなことはない」と突き放してしまうと、「そんなふうに感じる自分はおかしい」という感じ方を強めることになってしまいます。すると、ますます「自分への信頼感」が失われてしまいます。場合によっては、そんな態度が「もしかしたらグルなのではないか」と「脅威のセンサー」に引っかかってしまい、ひどい攻撃を受けるかもしれません。

ここで大切なバランス感覚は、「どちらの感じ方もトラウマ症状であり、苦しいものだ」ということと、「どちらも事実とは異なる」ということを、同時に強調することです。どちらか一方だけでは不十分です。たとえば「あの人は私を利用しようとしている」と言われたら、「トラウマの影響でそんなふうに感じてしまうのね。そう感じたら怖いでしょうね。私は、実際には大丈夫だと思っているけれども」と言ってあげると、本人の感じ方を肯定し、かつその苦しさを認め、さらに本人の恐怖をあおらない、という結果になると思います。

立場や目的をはっきりさせて関わる

トラウマの治療をともに歩むにあたって、患者さんの味方であることをはっきりさせることはとても重要です。少しでも「敵」を感じさせると、過敏になっている患者さんの「脅威のセンサー」が作動してしまい、トラウマ症状にふり回され、関係性を深めたり何かに落ち着いて取り組んだりすることができなくなってしまうからです。

そのためには、いろいろな機会に共感的に接して味方であることを示すことが重要ですが、それだけでなく、患者さんと何かのやりとりをする際には立場を明確にするということも役に立ちます。

「敵」的なものに敏感に反応する、ということに関連するのですが、敵なのか味方なのかがわからない態度に対してトラウマ患者さんは本当に敏感にふり回されてしまいます。どちらともとれる態度に対しては、「脅威のセンサー」が作動してしまうことが多いのです。

ですから、周りの方には、目的を明らかにしながらご本人とやりとりしていただきたいと思います。本人が「傷つけられた」という話をしているときに、より細部を聴きたければ、「大変な思いをしたみたいだから、よく共感したいの。もっと詳しく聴かせて」などと、話を聴く目的を明らかにしたほうがよいでしょう。単に「それで、相手は何と言ったの？」などと聞いてしまうと、「どちらの味方をするかを考えるために情報を収集しているのかもしれない」と思ったり、「私に非があったということを言いたいのかもしれない」と思ったりしてしまいます。

本人のトラウマ症状が爆発してしまい距離をとる必要があるときも、ただ離れたり「話にならない」などと言い捨ててしまうと、「脅威のセンサー」を刺激してしまいます。「症状がおさまってからゆっくり話そうね。じっくり聴くからね」と離れる目的を明確にすると安全です。そのためにも、何がトラウマ症状かをあらかじめ共有しておくことが重要なのです。

「奇襲」に気をつける

「脅威のセンサー」が敏感になっている人は、「奇襲」に特に敏感です。これは考えてみればあたりまえのことで、予測していなかったことが起こると、それだけ世界は危険な場所だという感覚が強まるからです。79ページでご紹介したサクラさんも、恋人の親友の突然の来訪が特に苦手でしたが、それはまさに「奇襲」だからです。また、そのような明らかな行動でなくても、会話の中で脈絡もなく何らかの話題が出てくることを「奇襲」と感じる人もいます。相手にとっては不自然でない話の流れであっても、本人にとって意外な内容であれば、それは「奇襲」となります。トラウマを持つ人と関わる際には、できるだけ「奇襲」ととられることを減らすほうが望ましいです。

前項で述べたように立場や目的をはっきりさせて関われば、言動の位置づけがわかりやすくなりますので、「奇襲」と受け止められることはかなり減らせると思います。それでも一人ひとりの感じ方は違いますから、どうしても「奇襲」の発生は防ぎきれないでしょう。そんな「奇襲」対策として、トラウマを持つ人と話すときには、できるだけひんぱんに、「そう言われてどう思った？」と、気持ちを聞いてあげてください。これは、「奇襲をしかけたつもりはない」ということを明確にする効果があります。「どう思った？」と聞いて、本人が「怖かった」「びっくりした」「不安になった」「この人は信じられないと思った」などと答えてくるようであれば、「突然言ってごめんね」「わかりにくい言い方をしてごめんね」などと謝ってあげてください。これが、「味方であること」の再確認になります。

特に相手の様子がおかしくなったときや、それまでと雰囲気が変わったときには、必ず気持ちを聞いた方がよいでしょう。その際に、解離症状（44ページ）を持っている人の場合、特別の注意が必要です。ぼうっとしている感じや、話に集中していない感じがするときには、衝撃が強すぎて解離している可能性もあります。気持ちをうまく話せないときや、手応えがあまりないようなときには、もしかしたら解離しているのかもしれないと考えて、とにかく無理をさせず、安心を提供するようにしてあげてください。解離は対処しきれないほどの感情的負荷がかかると起こる、ということを忘れずにいれば、感情的負荷を減らして安心させることがもっとも適切な対応だということがわかると思います。また、「たいしたことがなさそうだったから」と軽々に判断することのリスクについても常に頭に置いておいたほうがよいと思います。

本人のペースを尊重する

これはとても大切なことです。トラウマからの回復全体に、本人のペースを尊重することは命とも言えるほど重要です。トラウマからの回復の本質は、「自分への信頼感」を取り戻すことにあります。そのためには、自分のペースでこつこつと回復していくことが必要なのです。回復の途上にある人でも、そのペースを乱すようなことをされてしまうと、「自分はこれではだめなのではないか」と感じて足下が崩れてしまい、回復が台無しになる、ということにもなりかねません。

「本人のペースを尊重、と言っても、社会ではそういうわけにはいかないのだから、今のうちから免疫をつけさせるべきではないか」と考える人もいますが、足下がぐらぐらしているときには立てない人であっても、足下が固まれば、立てるどころか、そこで飛び上がったりすることもできます。また、まだ足下がぐらぐらしているときには、少しの揺れでも怖く感じてしゃがんでしまいますが、足下が固まってからであれば、少しくらい揺れがあっても、それを冷静に考えることができるようになります。そのように、回復にはプロセスがあって、まだぐらぐらしているときと、足下が固まってからとでは、おのずと配慮すべきことも違ってきます。「今のうちから免疫を」という考え方は、トラウマからの回復のようにプロセス性が大きいものについては適切なものではありません。

なお、ＰＴＳＤへの効果的な治療法の一つにエクスポージャーという技法がありますが（１０３ページ）、だからと言って、トラウマを思い出すものに何でも直面させれば治る、ということはありません。エクスポージャーを治療で行う場合、そこには治療者との信頼関係があり、治療の根拠と見通しがきちんと説明され、「そういうことなら少しずつ勇気を出してやってみよう」と本人が思っていることが必要です。一方、「素人療法」で直面させてしまうと、本人にとってはまさに極度の「奇襲」になりますから、治るどころか、さらなるトラウマ体験にすらなりかねません。

対人関係療法の効果が出た人はトラウマを思い出すものに自ら向き合うようになるということを１０１ページで前述しましたが、そのように、自分で「そろそろ向き合ってみよう」と思う時期に向き合うことが、トラウマからの回復にもっとも貢献するものです。治療環境でもないところで周囲がよかれと思って直面させることは危険にすらなりうるということを覚えておいてください。

身近な人がトラウマ体験を引き起こした当事者の場合

トラウマは、悪意の他者によってのみもたらされるわけではありません。善意の身近な人によってももたらされることがあります。たとえば、親が「子どものためによかれと思ってやった」ことによって子どもがトラウマを受ける、ということは珍しくありません。

患者さんのトラウマを作った原因が自分にあることが明らかになり、「加害者扱い」を受けると、もちろん複雑な気持ちがいろいろと出てくると思います。否認したいと思ったり、自己正当化したいと思ったりするでしょう。当時には当時の事情があり、本当にそうせざるを得なかったのだということもあるでしょう。一人の人間の感じ方としては、よく理解できます。

しかし、患者さんの回復を願うのであれば、果たすべき役割があります。それは、「トラウマの存在を認める」の項で述べた通り、「本人の目から見た世界」で起こったトラウマを認めるということです。これは「加害者」が誰であれ、同じ課題です。

ところが、「加害者扱い」を受けると、それが正当なことだと思えなくなってしまいがちです。よく見られる心配としては、「親から虐待された」と言っている子どもに対して親がトラウマを認めてしまうと、自分が虐待していたことを肯定することになってしまう、というようなものがあります。もちろん、「私は虐待された」と言っている人に対して、「はい、虐待しました」と認めてくださいと言っているわけではありません。認めるべきものは、あくまでも「本人のトラウマ」です。

つまり、それまでの人生の道のりから叩き落とされてしまって、道を見失ってしまった、という本人の感じ方を認めてほしいのです。それがどういうつもりでなされたことであっても、本人が孤独の中でその体験をした、ということを認めていただきたいということです。

「自分はそんなつもりではなかったとしても、本人がトラウマを受けたことは事実」ということをはっきりと認めることは、いくつかの重要な意味を持ちます。一つは、本人の「自分への信頼感」を回復する効果です。「本人がそう感じている以上、そう感じてよいのですよ。それは尊重されることですよ」と教えてあげることは、回復促進的です。

また、トラウマ体験が孤独の体験だということは、いくら重視してもしすぎることはない重要な事実です。ひとりぼっちでその体験を抱えてきた人にとって、自分の感じ方を尊重してもらえるということは、何ものにも代え難い価値を持ちます。もちろん、「身近な人への信頼感」を回復することにつながりますし、それだけでなく、「自分への信頼感」「世界への信頼感」全般に好ましい影響を与えるものです。「当時と今は違う」ということが実感でき、トラウマ体験当時の感じ方が世界を象徴しているわけではない、ということを認識していくことができるからです。

自分が加害者的な立場に置かれたときに患者さんのトラウマを認めるということは、「そんな体験を与えてしまってごめんなさい」という謝罪の形をとることになるでしょう。自分は悪いことをしていないのに何に謝るのか、と思うかもしれません。どうしても納得できなければ、そこで謝るのは、「まちがった行為をした」ということではない、と考えていただくとよいと思います。そうではなく、本人に孤独な体験をさせてしまった、ということなら謝れるでしょう。それは、自分の行為が本人にどういう意味をもって受け止められたかということに当時気づいていなかった、ということも含めてです。こちらがどんなつもりでやったことにせよ、本人が孤独の中でトラウマ体験をしたことはたしかだからです。

少しでも自己正当化しようとする姿勢を感じると、患者さんは敏感に反応します。自分がどういうつもりであったかを理解してもらおうとして、「虐待的なときもあったかもしれないけれども、そんなときばかりでもなかった。楽しいときもあった」などと説得しようとする人もいます。これらの説得は、もちろん有効には働きません。患者さんの「脅威のセンサー」に引っかかって、ますます不信感を強められることが多いですし、少なくとも患者さんは「自分が気にしすぎているということだろうか」と「自分への信頼感」をますます失うことになります。

「本人のペースを尊重する」の項で述べましたが、トラウマからの回復にはプロセスがあります。トラウマが癒えてくれば、その体験についての本人の見方はおのずと変わってきます。そのころには、自分から、「楽しいときもあった」ということを思い出すでしょう。それは、適切な時期に、自分で思い出すことに意味があるのであり、それを周りから押しつけてしまうと回復のプロセスは阻害されてしまいます。

なお、謝ったからといってすぐにトラウマが癒えるなどとは期待しないでください。謝ってすぐに楽になるものであれば、「ふつうの傷つき」であり、トラウマという病気ではありません。謝ることは、回復軌道に乗るための第一歩にすぎず、必要条件ではあるけれども十分条件ではないのです。いつまでもトラウマ体験について話す本人に向かって、「そのことはもう謝ったでしょう」などと言わないでいただきたいと思います。トラウマからの回復には時間がかかるものであり、「焦らずに、自分のペースでじっくりと回復していけばよいのですよ」と積極的に認めていくことが結果として回復を促進することになります。

患者さんから怒りをぶつけられるときには

「自分のペース」の回復には、「加害者」への怒りをあらわにする時期も含まれることが多いものです。トラウマ後のプロセスは、113ページで触れた「悲哀のプロセス」と同様の構造を持つものです。最初は何が起こったのかわからない、認めたくない「否認」の時期があり、次にトラウマに直面する「絶望」の時期、そしてだんだんとトラウマを乗り越えて現在の生活や人間関係に本当に心を開ける「脱愛着」の時期に至ります。そもそもがトラウマという体験は、「トラウマ前の自分」を失ったことについての「悲哀のプロセス」という意味合いもあります。大切な人と死別したあとにちゃんと悲しみや怒り、罪悪感など複雑な感情を体験して「絶望」の時期をきちんと通り抜けないと病気になってしまうのと同じように、「トラウマ前の自分」を失ったことについてもきちんと悲しんだり怒ったり罪悪感を味わったりしていくことは、トラウマを乗り越えるためにとても重要なことなのです。

「加害者」への怒りは、「自分は永遠に損なわれてしまった」という絶望感とセットで現れるものです。そして、「脱愛着」の時期に至って、新しい自分を受け入れられるようになると、「加害者」への怒りも和らいできたり客観視できるようになってきたりすることが一般的です。

特に身近な人が「加害者」である場合、怒りを直接ぶつけられることが続くと精神的に辛いと思います。しかし、これは「悲哀のプロセス」の一部であり、「絶望」を感じきらないと「脱愛着」に至らないのだ、ということを認識しながら、「自分が責められている」と感じるのではなく、怒りと裏表の関係にある「自分は永遠に損なわれてしまった」という絶望感から来る叫びなのだと意識するようにしてみてください。

そして、「私をこんなふうにして、どうしてくれる！」などと怒られたときにも、「そんなことを言われても過去は取り返せない」などと直接答えるのではなく、あるいは、「親に向かってそんな口のきき方があるか！」などと叱りつけるのでもなく、「そんなふうに感じさせることをしてしまって、本当にごめんなさい。辛いでしょうね」というふうに温かく言ってあげていただきたいと思います。そうすれば、自分が受ける傷を最小限に抑えながら、患者さんの「悲哀のプロセス」を促進することができるでしょう。

どうしても聞くに耐えない言葉をぶつけられるとき、あるいは、暴力をふるわれるときには、もちろんそのまま耐える必要はありません。「あなたの言っていることを心から聴きたい。でも、怖いと感じてしまってきちんと聴けなくなってしまう」と伝えて話し合うことはできます。この際のポイントは、「立場や目的をはっきりさせて関わる」の項で述べたように、「あなたの言っていることを心から聴きたい」という目的をはっきりさせること、そして、患者さんの言動をとやかく言うのではなく、「自分が怖いと感じる」ということだけを伝えることです。「あなたの言い方が怖い」などと言ってしまうと、それは攻撃として「脅威のセンサー」に引っかかってしまうでしょう。患者さんに敵対するのではなく、味方としてより有効に機能できるようになるためのお願いとして話してみるのがよいでしょう。

そして、患者さんが必ずそのお願いを聞いてくれるとも期待しないでください。ある時期にはとても聞き入れてくれず距離をとるしかないかもしれませんが、そんな時にも「お願い」を述べておくことで、立場や目的をはっきりさせることには意味があります。

謝る際に配慮したいこと

身近な人がトラウマ体験において加害者的な立場にいたわけでなくても、そこで味方になれなかったということはやはり認めてあげていただきたいと思います。トラウマ体験が、できごとそのものの衝撃だけでなく、それを無力に一人で受け止めたという孤独によって完成するということを考えれば、そこで味方になれなかったということは、結果から言えば一定の責任を負っているということになります（その当時に気づくべきだったという意味ではなく、あくまでも「結果から言えば」ということです）。そういう意味では、やはり、「気づいてあげられなくてごめんね」と謝っていただいてもよいと思います。

なお、どんな立場であれ、謝るときには注意が必要です。「私は親失格だ」「死んでわびたい」などと自分を責めるような言い方をしてしまうと、「自分への信頼感」を失っている患者さんは、当然のこととして罪悪感を覚え、「親にこんな思いをさせてしまうなんて」と、ますます「自分への信頼感」を失ってしまうことになります。

謝る際には、患者さんを主役にしていただきたいと思います。患者さんに関わることだけ話すようにすれば、「そんな気持ちにさせてごめんね。これからはもっと安心してもらえるようにするからね」「当時は本当に辛かったでしょうね。気づいてあげられなくてごめんね。これからは気づくようにするから何でも教えてね」と、前向きの内容になるものです。患者さんは「謝らせてしまった」という罪悪感は覚えるかもしれませんが、それ以上に、その内容に救われる思いがするでしょう。

トラウマに向き合う際には、トラウマについてよく理解しておくとそれだけ効果的に関わることができます。本章の内容をさらに詳しく知りたい方は、治療者向けの本ではありますが、拙著『トラウマの現実に向き合う――ジャッジメントを手放すということ』（岩崎学術出版社）がご参考になると思います。

また、摂食障害などの病気がある場合、その症状は、患者さんがトラウマによる不安に対処するためにかろうじて維持しているバランスであることが少なくありません。そんなときに、症状を何とかしようとしてしまうと、「脅威のセンサー」が作動してしまうことになります。それぞれの病気の治療の中できちんとトラウマを扱っていく必要があります。

第9章　トラウマから回復するということ

病気の治療とトラウマからの回復

トラウマからの回復の全過程に治療が必要なわけではありません。トラウマは「役割の変化」として考えるとわかりやすいということを第6章で見ましたが、「役割の変化」そのものは病的だというわけではありません。私たちは人生の中で無数の「役割の変化」を経験しながら暮らしています。トラウマ体験後の「役割の変化」も、自然回復として進むところもたくさんあります。治療が必要になるのは、病気の診断基準を満たしているようなときであり、簡単に言えば、第3章で述べたような、悪循環の構造に陥っているようなときです。治療によって目指すのはその悪循環からの脱出であり、悪循環から解放されれば、またその人のペースで回復は進んでいくものです。

トラウマ体験が深刻なものであるほど、その回復のプロセスには長くかかります。場合によっては一生が回復のプロセスということもあります。しかし、それは「長くかかる」というだけの話であり、「回復しない」ということではありません。

トラウマを「傷」ととらえてしまうと、「一生続く回復のプロセス」は「一生消えない傷」というネガティブな雰囲気になってしまいますが、トラウマを「適応していくべき役割の変化」として見て、そのプロセスを「一度離断してしまった人生の道のりをまた見つけてつないでいくこと」と考えれば、「毎日つながりが増えていく」という見方をすることもできます。そして、それは単に「元に戻る（＝傷を消す）」という体験ではなく、「新しい役割への適応」ですから、そこには回復を超えて、成長という要素も見つけることができます。149ページで見たウメノさんの治療のような例では、生まれて初めて自分を信頼するという体験にもなってきます。

ですから、治療が必要な時期には治療を受けて悪循環から抜け出し、あとはそれぞれのペースで、いろいろなものとのつながりを作っていっていただければと思います。

対人関係療法は期間限定の精神療法で、PTSDと診断されている人に対しては一四回程度の治療が行われてきました。このくらいの期間の治療でPTSDの診断を満たさなくなる人が多いということは101ページで述べましたが、もちろんそれは一四回程度の治療でトラウマがすっかり回復するという意味ではありません。治療で身につけたことをその後の日常生活でも続けていくことで、回復のプロセスが続いていくということになります。

ではなぜ一四回などと限定して治療をするのかというと、それだけのかぎられた期間で、かつ取り組むべき領域が絞られていると、患者さんはある程度のリスクをとろうと思いやすくなるからです。どんな人にとっても、トラウマからの脱出は不安を喚起することです。「自分、身近な人、世界への信頼感」が損なわれているときに、自分の気持ちを人に打ち明けてみるなどということはとても難しく怖く感じられるものです。しかし、信頼できる治療者とともに、「これをすれば必ずPTSDがよくなってくる」という希望を持って行うことができれば、ハードルは実行可能な範囲まで下がってきます。そのための治療環境を作るのが、期間限定の対人関係療法です。

なお、対人関係療法はまだどこでも受けられる治療法ではありませんので、きちんとした対人関係療法を受けることはなかなか期待できないと思います。しかし、対人関係療法の考え方にもとづいてトラウマからの回復をしていくことは可能です。対人関係療法を専門とする人でなくても、信頼できる治療者に温かく支えられながら身近な人に気持ちを打ち明けてみる、ということは可能でしょう。その際には、対人関係療法と同様に「医学モデル」をとり、症状は症状として明確にすることが理解を促進することは本書で述べている通りです。

気づかれていないトラウマを持っている人

トラウマは、その定義から言っても「対処できないほどの衝撃」を受けたときに起こるものですから、対処できない結果として、回避や解離によって、その体験を意識から閉め出してしまうという現象はよく起こります。強度の強いトラウマを持っている人ほど、自分のトラウマに無自覚であることは多いのです。たとえば91ページでご紹介したクリタさんもその一例ですし、85ページでご紹介したウメノさんの恋人もそうです。

このような人に対して、単に「あなたにはトラウマがあるはずだ」と直面させることは全くおすすめできません。対処できない結果として回避しているものに無理やり直面させると、ひどいトラウマを与えてしまうことにもなりかねませんし、あるいは、「脅威のセンサー」が極度に働いて、関係者へのひどい攻撃が起こる危険性もあります。

自らのトラウマをいつ思い出して、いつ取り組み始めるか、ということは、基本的に本人のプロセスの中、本人のペースで行う必要があります。実際に、クリタさんは、温かい家庭を持ちたいのにどの女性とも長続きしない、という悩みが蓄積されうつ病になったときに、治療を求めました。その中で、クリタさんの生育歴からトラウマが明らかになり、クリタさんの現在の対人関係がどれほどトラウマの影響を受けているかが明らかにされていきました。クリタさんはすぐに受け入れることはできませんでしたが、いろいろなことを思い出していく中で、トラウマに取り組むことが自分にとって必要なのだということをだんだんと認めるようになっていきました。それが、彼にとっての適切なタイミングだったということになります。

自分の家族の治療に関わっている中で、自分自身こそがトラウマを抱えていて癒されていないということに気づく人もいます。そんなときも、適切なタイミングです。

では、その「適切なタイミング」に至る前の人はどうしたらよいのか、ということになります。

治療前のクリタさんにしろ、ウメノさんの恋人にしろ、自分に問題があるとは思わずに相手に対して虐待的なことをしています。それがトラウマを反映した症状であるとしても、本人がトラウマを自覚して向き合う意思を持っていないのであれば、「病者の役割」（１０９ページ）を引き受けてもらうことはできませんので、患者さん扱いをすることは不適切です。ですから、まだ自分の問題を自覚していない人であれば、健康な人として扱い、その「健康な人の役割」の中で本人の違和感や不適切感が十分に大きくなる（仕事がうまくいかない、対人関係がうまくいかない、という悩みが大きくなる）のを待つしかないのだと思います。

健康な人として扱うということは、不適切な言動は「不適切」とみなす、ということですし、役割期待をする際にも、症状という視点を持ちこまない、ということです。トラウマ症状としての怒りの爆発を症状として見ず、単なる「不適切な怒りの爆発」として扱い、本人にそのコントロールを求める、ということになります（そして本人は少なくともプライベートな場ではそれをコントロールすることができませんので、親しい関係を維持することはできない、ということになります）。

ウメノさんが恋人と別れることを検討していった際には、「彼にもトラウマがあるのに見捨てたらかわいそうなのではないか」とウメノさんは言いましたが、彼がそれを自分で認めていない以上、今はトラウマを扱うタイミングではないのだし、ウメノさんがそうやって彼の問題を引き受けてしまうことによって、彼が治療の必要性を自覚する時期が遅れ、適切な治療を受けるタイミングが逃されてしまうのではないか、という考え方をすることができるようになっていきました。しかし、自分の問題を相手の問題にすり替えてしまう彼のトラウマ症状と、相手の問題を自分の問題として引き受けてしまうウメノさんのトラウマ症状は病的に相性がよかったため、ウメノさんが彼との離別を決意するまでにはかなりの時間がかかりました。

トラウマを思い出したときに注意すること

とても耐えられないようなトラウマの場合、解離や否認によってトラウマの記憶がないということはよくあります。それはむしろ自己防御能力によるもので、思い出したら耐えられないようなことを思い出さないようにするという作用が私たちの心身には備わっているからです。

そのまま一生トラウマを思い出さずに終わる人もいるでしょうし、治療の中で、あるいは、何らかの理由によって、トラウマを思い出すことがあります。38ページで述べましたが、トラウマは忘れてしまえば問題がないというわけではなく、ただ意識にのぼっていないだけでトラウマそのものはあります。思い出すことによって、ようやく取り組み可能な形になりますので、思い出すことはむしろ前進だと言えます。しかし、トラウマを思い出すということは、それ自体が大きな「役割の変化」になります。それまではなかった再体験症状がたくさん出てきたりしますし、精神的にもとても不安定な時期になります。前進ではあるけれども、とても辛い時期です。

そんなときに忘れないでいただきたいのは、トラウマを思い出すことは後退ではなく前進であり、しばらくは大変でも必ずおちついてくるということです。また、忘れないでいただきたいのは、そんなときこそ、周囲の人のサポートが必要だということです。身近に人がいなければ、治療という形でそれを求めてもよいと思います。身近な人が理解してくれるのであれば、たとえば本書を読んでもらうなどして、その課題を共有してもらうことがよいと思います。

一番大切なのは、辛い時期だということをわかってもらいながら寄り添ってもらうことです。必然性のある症状ですから、止めることもできないし、止めるべきでもありません。難産だからと言ってお産を止めることが不適切なのと同じで、辛いけれども必要なこととしてただ寄り添ってもらうのです。

大変なときこそ、基本的な生活を維持するのはとても大切です。１３７ページで述べましたが、「役割の変化」のときには、少しでも安定を感じられる要素はとても重要だからです。精神的には不安定であるとしても、せめて食事だけはきちんととるとか、習慣としてやっていることを維持することなどは役に立ちます。

心の傷は消えるのか

トラウマの治療をする前の人は、「どんな治療を受けても、心の傷は一生消えることがないと思う」と言うことが多いです。しかし、トラウマの治療を進めていくと、そのようなことは言わなくなってきます。もちろん起こった事実は消えませんし、その記憶もなくならないのですが、「心の傷は一生消えることがない」という感じ方に支配される度合いが減ってくるのです。

トラウマを「傷」として考えてしまうと、「傷は消えるか」というところにばかり目が向いてしまいますが、トラウマを「役割の変化」として考えれば、この感じ方の変化はよく理解できます。トラウマが、それまでの人生の道のりから叩き落とされる体験で、そこで離断してしまった「自分、身近な人、世界への信頼感」と再びつながっていく作業が「トラウマからの回復」である以上、トラウマ体験そのものが消えなくても、つながりを取り戻していくことによって、トラウマ体験についての感じ方も変わってくるのです。

トラウマ体験によって叩き落とされた直後には、あまりの衝撃と圧倒的な遭難感覚のために、自分が完全に無力な存在だと感じられるものですし、自分が何かを選べるということすら忘れられています。「こんなにひどい体験をしたのだから、哀れな被害者としての人生しかありえない」という感じ方になるのです。いつかこれを乗り越えて幸せになるなどということは想像もできませんし、救われるとしたら、それは自分の中の力から来るものではなく、「偉大な人」や「神」によってもたらされるしかない、というふうに感じて、何かにすがるという人もいます。

そのような時期には、トラウマ症状にも完全にふり回されるもので、症状によっても無力化されてしまいます。再体験症状に対処するなどということは全く考えられず、ただただ怖ろしい症状の前に無力にふり回される、ということになります。しかし、治療が進んでくると、フラッシュバックに対処する自分なりの方法を見つけたり、症状を単なる症状として扱いそれ以上の意味づけをしなくなったり、という形で対処することができるようになってきます。

この時点で、症状との関係性も、「ふり回される」ものから、「コントロールする」ものへと変わってきているのです。こうなると、調子が悪いときには症状が出る、というパターンが残るとしても、そのことがそれ以上の意味を持たなくなってきます。これこそが、トラウマ治療の目標である「まあ、何とかなるだろう」という感覚そのものなのです。

138ページで、トラウマ症状を持つ人は、人生の中のさまざまな「役割の変化」への適応も難しくなる、ということをお話ししましたが、特に深刻なトラウマ体験を持つ人は、人生のさまざまな節目で困難を経験することが多くなります。性的トラウマを持つ人と持たない人とでは、異性との交際や結婚というテーマの意味づけも全く違ってくるものです。

それらの節目には、トラウマが再燃して「脅威のセンサー」が活発になることもあるでしょう。しかし、「だから自分にはできない」と絶望するのではなく、「自分にはこういうトラウマがあるから、今はそのテーマを刺激されて、脅威のセンサーが活発になっているのだな」とわかれば、周りの人とそれを共有することもできますし、受け入れてもらって、安心できる環境を一緒に工夫していくこともできるでしょう。こういうことができるようになれば、それはやはり回復のプロセスをかなり進んだということになるのだと思います。これもまた「まあ、何とかなるだろう」ということなのです。

このような感じ方ができるようになっているときには、自らのトラウマが「自分の傷」ではなく、「身近な人と一緒に取り組んでいくテーマ」になっていることがわかると思います。つまり、「心の傷は一生消えない」という、自分が永遠に損なわれたという感覚から、取り組むべき一つの課題という位置づけに変わっているのです。取り組むべき課題は場合によっては一生残るかもしれないけれども、自分が永遠に損なわれたという無力感とは全く違う感じ方です。これが、トラウマからの回復ということなのではないかと思います。

トラウマからの回復で目指されるものは一般に「エンパワーメント（有力化）」と呼ばれます。エンパワーメントとは、簡単に言えば、「トラウマによって無力化された人が再び自分の力を感じられるようになること」です。

本書では、対人関係療法の考え方を中心に、トラウマと対人関係の関連を見てきましたが、トラウマを「役割の変化」として考え、症状は症状として認識し、身近な人に受け入れてもらいながら自分のプロセスを進んでいくことで「自分、身近な人、世界への信頼感」とのつながりを取り戻していくことは、まさにエンパワーメントの過程そのものだと言えるでしょう。

あとがき

私はさまざまなトラウマ患者さんを診てきましたが、いつもつくづく思うのは、トラウマ症状がよく知られていないために、どれほど対人関係が歪んでしまうかということです。周囲はもちろんのこと、本人も、自らの言動がトラウマ症状を反映したものだということに全く気づいていないことの方が多く、「なぜこんなにうまくいかないのだろう」というところで行き詰まってしまうのです。本人がトラウマ体験をしているということが明らかになってもなお、目の前で起こっていることがトラウマを反映したものだと気づかれないことが多いですし、トラウマ症状だというところまではわかっても、対処法がわからずに火に油を注ぐようなことになってしまっている人たちもいます。トラウマの苦しみは、トラウマ体験そのものからくるだけでなく、現在の「生きづらさ」による部分もとても多いのです。

トラウマは対人関係に大きな影響を与えるものですが、同時に、トラウマからの回復に大きな力を発揮するのも対人関係です。トラウマによって悪循環に陥ってしまった対人関係を癒しの力に変えていくことが対人関係療法の本質だと言えますが、その効果に感動することも少なくありません。意外なところに効果が現れてくる、というのがその実感で、トラウマによって見えなくなっていた自分の力とつながるというのはこういうことなのだな、としみじみ思います。そんな体験を少しでもお伝えしたいと思い、本書を書きました。トラウマについて私がふだん患者さんにお話しするようなことはだいたいカバーできたと思います。

最後になりますが、ＰＴＳＤに対する対人関係療法の適用について情報や意見をくださるコロンビア大学のジョン・Ｃ・マーコウィッツ教授に感謝いたします。マーコウィッツ教授は私にとって気さくな兄貴分ですが、ＰＴＳＤにおける対人関係の重要性を鋭く指摘している人で、現在アメリカで行われているＰＴＳＤに対する大規模なＮＩＭＨ研究にも参加しています。結果が楽しみです。また、対人関係療法との出会いを与えてくださった恩師である慶應義塾大学の大野裕教授、一貫してご指導くださっている対人関係療法創始者のマーナ・Ｍ・ワイスマン教授に深謝いたします。本シリーズを企画段階から支えてくださっている創元社の渡辺明美さん、本書の編集にご尽力くださいました河田朋裕さんにも心から感謝申し上げます。

本文でも述べたように、トラウマからの回復にはプロセスが必要です。知識を得ればすぐによくなるというようなものではありませんし、回復のプロセスにおいては本人のペースを何よりも尊重していただきたいと思います。しかし、正しい知識を得ることで、回復のための確実な土台が作られることも事実です。本書がそんな一助となることを心から祈っております。

なお、本書で紹介した症例は、個人が特定できないように複数の症例を組み合わせてあります。

二〇一一年　初春

水島広子

文 献

1. Brewin CR, Andrews B, Valentine JD. Meta-analysis of risk factors for posttraumatic stress disorder in trauma-exposed adults. J Consult Clin Psychol. 2000 Oct;68(5):748-66.
2. Ozer EJ, Best SR, Lipsey TL, Weiss DS. Predictors of posttraumatic stress disorder and symptoms in adults: a meta-analysis. Psychol Bull. 2003 Jan;129(1):52-73.
3. 米国精神医学会（髙橋三郎、大野裕、染矢俊幸訳）. DSM-IV-TR精神疾患の診断・統計マニュアル. 医学書院、東京、2003.
4. Kessler RC, Sonnega A, Bromet E, Hughes M, Nelson CB. Posttraumatic stress disorder in the National Comorbidity Survey. Arch Gen Psychiatry. 1995 Dec;52(12):1048-60.
5. Herman JL. Trauma and Recovery（邦訳：中井久夫訳. 心的外傷と回復. みすず書房、東京、1996.）. New York: Basic Books; 1992.
6. Robertson M, Rushton PJ, Bartrum D, Ray R. Group-based interpersonal psychotherapy for posttraumatic stress disorder: theoretical and clinical aspects. Int J Group Psychother. 2004 Apr;54(2):145-75.
7. Talbot NL, Gamble SA. IPT for women with trauma histories in community mental health care. J Comtemp Psychother. 2008;38:35-44.
8. Bleiberg KL, Markowitz JC. A pilot study of interpersonal psychotherapy for posttraumatic stress disorder. Am J Psychiatry. 2005 Jan;162(1):181-3.
9. Krupnick JL, Green BL, Stockton P, Miranda J, Krause E, Mete M. Group interpersonal psychotherapy for low-income women with posttraumatic stress disorder. Psychother Res. 2008 Sep;18(5):497-507.
10. Foa EB, Hembree EA, Rothbaum BO. Prolonged exposure therapy for PTSD（邦訳：金吉晴、小西聖子監訳. ＰＴＳＤの持続エクスポージャー療法、星和書店、東京、2009）. New York: Oxford University Press; 2007.
11. Cloitre M, Koenen KC, Cohen LR, Han H. Skills training in affective and interpersonal regulation followed by exposure: a phase-based treatment for PTSD related to childhood abuse. J Consult Clin Psychol. 2002 Oct;70(5):1067-74.
12. Zisook S, Chentsova-Dutton Y, Shuchter SR. PTSD following bereavement. Ann Clin Psychiatry. 1998 Dec;10(4):157-63.

本書の内容の理解を深めるための参考文献

❖治療者向け

『トラウマの現実に向き合う――ジャッジメントを手放すということ』水島広子著、岩崎学術出版社、二〇一〇
『臨床家のための対人関係療法入門ガイド』水島広子著、創元社、二〇〇九
『対人関係療法総合ガイド』M・M・ワイスマン他著／水島広子訳、岩崎学術出版社、二〇〇九
『臨床家のための対人関係療法クイックガイド』M・M・ワイスマン他著／水島広子訳、創元社、二〇〇八

❖一般向け　トラウマと関係がある病気の本（本文中でとりあげたもの）

『対人関係療法でなおす　うつ病』水島広子著、創元社、二〇〇九
『対人関係療法でなおす　社交不安障害』水島広子著、創元社、二〇一〇
『拒食症・過食症を対人関係療法で治す』水島広子著、紀伊國屋書店、二〇〇七

❖参考サイト

国際対人関係療法学会（ISIPT）　http://www.interpersonalpsychotherapy.org/
対人関係療法勉強会　http://www.hirokom.org/ipt/benkyo.htm

【著者紹介】

水島広子（みずしま　ひろこ）

慶應義塾大学医学部卒業・同大学院修了（医学博士）。慶應義塾大学医学部精神神経科勤務を経て、2000年6月～2005年8月、衆議院議員として児童虐待防止法の抜本改正などに取り組む。1997年に共訳『うつ病の対人関係療法』（岩崎学術出版社）を出版して以来、日本における対人関係療法の第一人者として臨床に応用するとともに普及啓発に努めている。現在は対人関係療法専門クリニック院長、慶應義塾大学医学部非常勤講師（精神神経科）、対人関係療法研究会代表世話人。

主な著書に『自分でできる対人関係療法』『対人関係療法でなおす トラウマ・PTSD』など「対人関係療法でなおす」シリーズ、『それでいい。』『新装版 トラウマの現実に向き合う――ジャッジメントを手放すということ』（いずれも創元社）、『摂食障害の不安に向き合う――対人関係療法によるアプローチ』（文庫、創元社）、『怖れを手放す――アティテューディナル・ヒーリング入門ワークショップ』（星和書店）、『拒食症・過食症を対人関係療法で治す』『「消えたい」「もう終わりにしたい」あなたへ』（いずれも紀伊國屋書店）、『「怒り」がスーッと消える本』（大和出版）、『「心がボロボロ」がスーッとラクになる本』『イライラを手放す生き方』（いずれもさくら舎）、『身近な人の「攻撃」がスーッとなくなる本』『小さなことに左右されない「本当の自信」を手に入れる9つのステップ』『自己肯定感、持っていますか？』（いずれも大和出版）、『「他人の目」が気になる人へ』（光文社知恵の森文庫）、『「毒親」の正体――精神科医の診察室から』（新潮新書）『誰と会っても疲れない「気づかい」のコツ』（日本実業出版社）『「つい感情的になってしまう」あなたへ』（河出書房新社）『「困った感情」のトリセツ――心がモヤモヤするときに読む本』（王様文庫）などがある。

ホームページ　http://www.hirokom.org/

対人関係療法《たいじんかんけいりょうほう》でなおす トラウマ・PTSD

問題《もんだい》と障害《しょうがい》の正《ただ》しい理解《りかい》から対処法《たいしょほう》、接《せっ》し方《かた》のポイントまで

2011年2月20日　第1版第1刷発行
2025年1月30日　第1版第10刷発行

著　者
水島広子

発行者
矢部敬一

装　画
勝山英幸

装丁・本文デザイン
長井究衡

編集協力
† studio PINO.

発行所
株式会社創元社
https://www.sogensha.co.jp/
本社　〒541-0047 大阪市中央区淡路町4-3-6
TEL.06-6231-9010(代)　FAX.06-6233-3111(代)
東京支店　〒101-0051 東京都千代田区神田神保町1-2 田辺ビル
TEL.03-6811-0662

印刷所
株式会社太洋社

©2011 Hiroko Mizushima, Printed in Japan
ISBN978-4-422-11465-1 C0311

＜検印廃止＞

落丁・乱丁のときはお取り替えいたします。定価はカバーに表示してあります。

JCOPY 〈出版者著作権管理機構 委託出版物〉
本書の無断複製は著作権法上での例外を除き禁じられています。複製される場合は、そのつど事前に、出版者著作権管理機構(電話 03-5244-5088、FAX 03-5244-5089、e-mail: info@jcopy.or.jp)の許諾を得てください。

本書の感想をお寄せください
投稿フォームはこちらから▶▶▶▶

水島広子 著

対人関係療法でなおすシリーズ

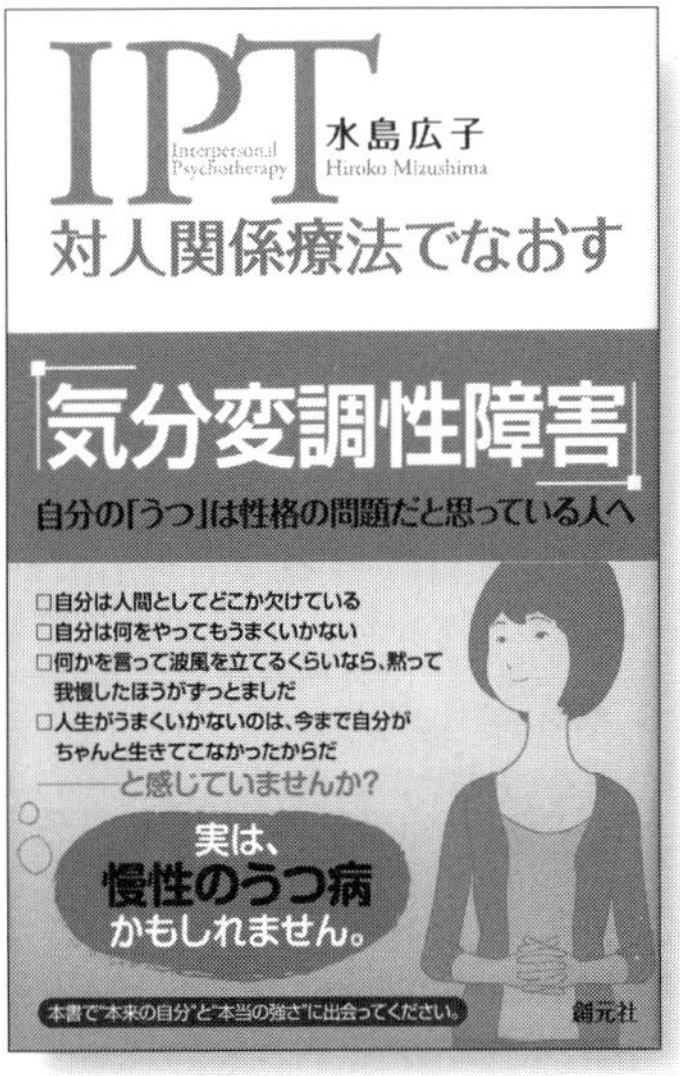

気分変調性障害

次のような気持ち・悩みで、日常生活に辛い思いをしていませんか?「自分は人間としてどこか欠けていると思う」「他の人は苦しいことにも耐えているのに、自分は弱いダメな人間だ」「物心ついた時からずっと生きづらさを感じてきた」…実はこれらは“気分変調性障害”という、慢性の形をとるうつ病の人に見られる考え方です。この障害はまだ広く知られていませんが、けして本人の怠けや性格の問題ではなく、重大な病気です。本書ではこの病気の正しい理解と、対人関係療法の視点から対処するアプローチをやさしく解説します。

A5変型判・並製・200頁・1,500円
ISBN 978-4-422-11464-4

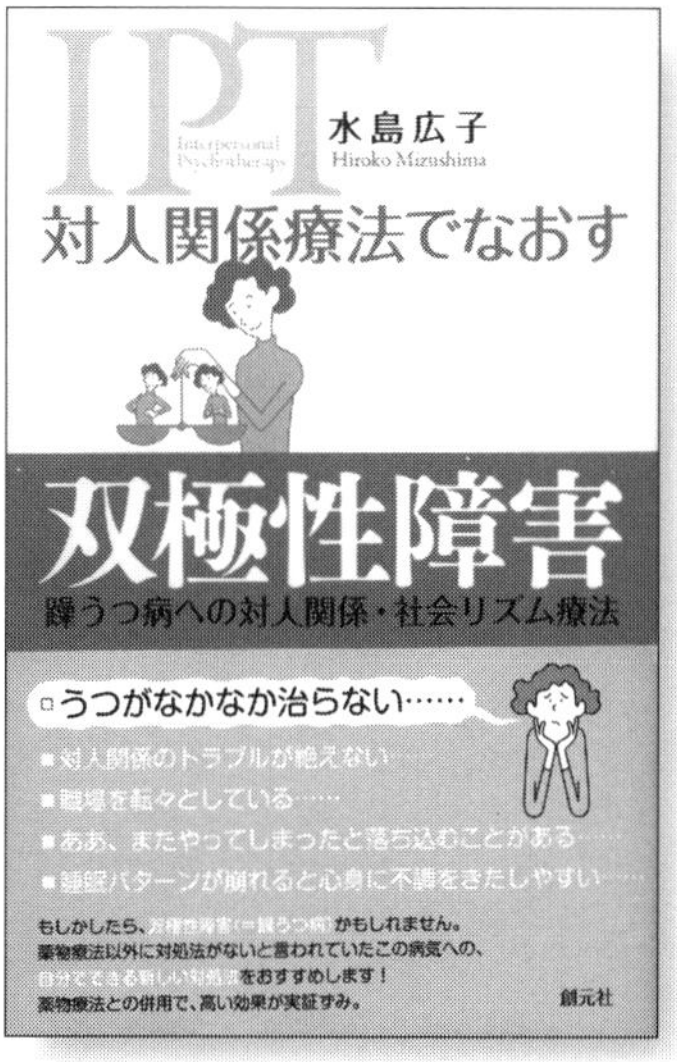

双極性障害

双極性障害（＝躁うつ病）とは、気分の高揚とうつ状態とが繰り返し訪れる病気である。単極性のうつ病と誤診されたためにうつがなかなか治らなかったり、病気ではなく性格の問題だとされて、きちんとした治療を受けられずに何年も過ごしている患者さんも多い。本書では、「対人関係」と「社会リズム」という、この病気を発症させる二つの大きな要因に焦点を当てて、薬物療法以外に、自分自身でコントロール可能な方法を日本で初めて紹介する。

A5変型判・並製・168頁・1,500円
ISBN 978-4-422-11463-7

※表示価格には消費税は含まれません

水島広子 著

対人関係療法でなおすシリーズ

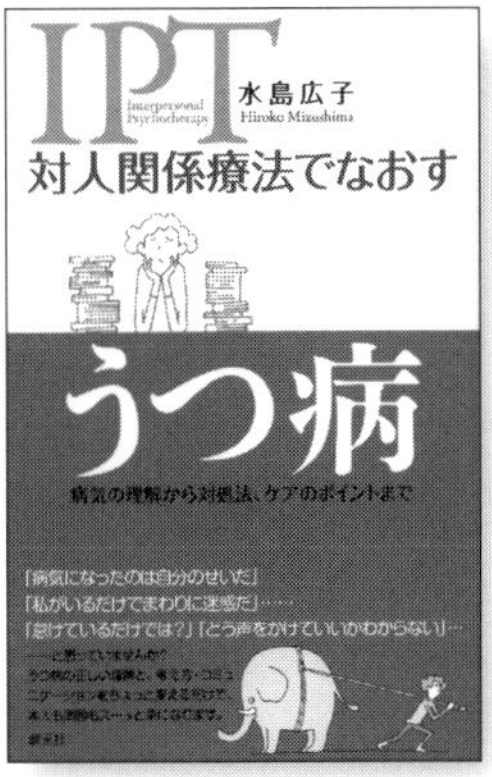

うつ病

本書では対人関係療法に対して最も需要の高い、うつ病を取り上げます。この病気の正しい理解と対処法を、患者および家族や友人、職場の人たちなど、対人関係的な視点から解説し、また具体的なアドバイスも示します。うつ病を理解・ケアする書としても、対人関係療法の入門書としても手に取りやすい一書です。

A5変型判・並製・192頁・1,500円
ISBN 978-4-422-11461-3

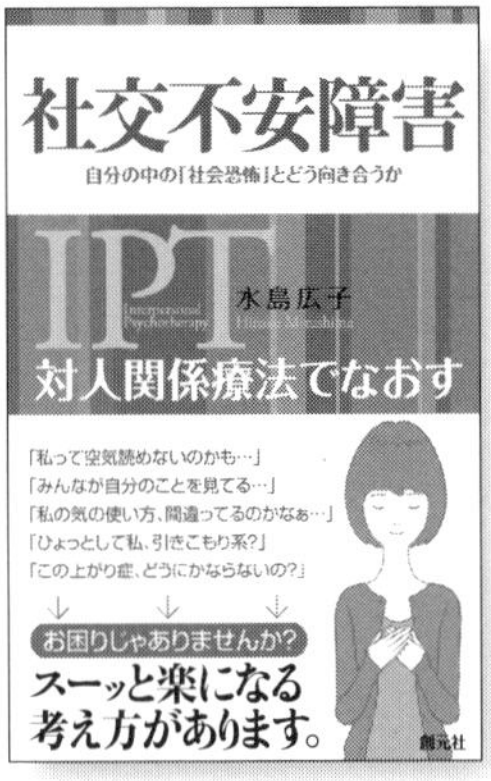

社交不安障害

あがり症、対人恐怖、赤面症、極度の引っ込み思案……など、人付き合いの面で強い恐怖心や不安を抱き、それが当人の社会生活に支障を及ぼしている状態のことを「社交不安障害」と呼びます。本書では、まずこの障害の理解や治療法をやさしく解説し、そして対人関係療法の視点から、この障害とどう向き合い、人間的に成長していくかの指針を示します。

A5変型判・並製・192頁・1,500円
ISBN 978-4-422-11462-0

※表示価格には消費税は含まれません